DE L'USAGE

DU PERCHLORURE DE FER LIQUIDE

ET NOTAMMENT DU

PERCHLORURE DE FER DILUÉ

DANS

LE CROUP

ET DANS LES AUTRES FORMES D'ANGINE

(MÉMOIRE PRÉSENTÉ A L'ACADÉMIE IMPÉRIALE DE MÉDECINE)

PAR

LE DOCTEUR E. J. SCHALLER

ANCIEN PHARMACIEN EN CHEF DES HOSPICES CIVILS DE STRASBOURG

PARIS

J. B. BAILLIÈRE ET FILS

LIBRAIRES DE L'ACADÉMIE IMPÉRIALE DE MÉDECINE

rue Hautefeuille, près le boulevard Saint-Germain

1869

DE L'USAGE

DU

PERCHLORURE DE FER LIQUIDE

DANS LE CROUP

ET

DANS LES AUTRES FORMES D'ANGINE

Du même :

1842. TRAITEMENT PAR LE FER, de l'hydropisie occasionnée
par certains troubles fonctionnels du cœur.
Cette méthode de traitement n'a pas été livrée par
l'auteur à l'impression ; elle est admise, depuis
cette époque, dans la pratique médicale.

1843. EXTRAIT DE BELLADONE en suppositoire, pour desserrer les sphincters de l'anus, notamment dans
les constipations opiniâtres (*Gazette médicale de
Strasbourg*, nᵒ 7, p. 256).

1850. RÉFUTATION DE L'EMPLOI DES HUILEUX DANS L'EM-
POISONNEMENT PAR LE CAMPHRE (*Gazette médicale de Strasbourg*, nᵒ 6, p. 185).

1858. DE LA GRIPPE, OU CATARRHE PALUDÉEN, et d'un
nouveau traitement de cette maladie (*par la
quinine*). (*Gazette médicale de Strasbourg*,
nᵒ 3, p. 42.)

1859. EMPOISONNEMENT PAR LE PHOSPHORE (*Gazette médicale de Strasbourg*, nᵒ 11, p. 176).

DE L'USAGE

DU PERCHLORURE DE FER LIQUIDE

ET NOTAMMENT DU

PERCHLORURE DE FER DILUÉ

DANS

LE CROUP

ET DANS LES AUTRES FORMES D'ANGINE

(MÉMOIRE PRÉSENTÉ A L'ACADÉMIE IMPÉRIALE DE MÉDECINE)

PAR

LE DOCTEUR E. J. SCHALLER

ANCIEN PHARMACIEN EN CHEF DES HOSPICES CIVILS DE STRASBOURG

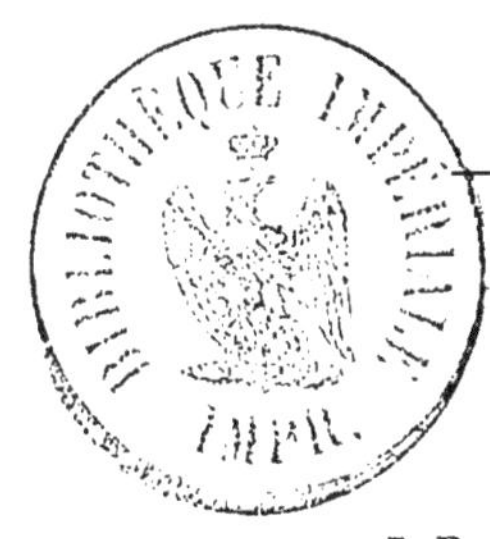

PARIS

J. B. BAILLIÈRE ET FILS

LIBRAIRES DE L'ACADÉMIE IMPÉRIALE DE MÉDECINE

rue Hautefeuille, près le boulevard Saint-Germain

1869

STRASBOURG, TYPOGRAPHIE DE G. SILBERMANN.

TABLE DES MATIÈRES

AVANT-PROPOS

Ce travail n'était pas destiné à l'impression.

Il a été présenté à l'appréciation de l'Académie impériale de médecine de Paris le 3 novembre 1868, et je ne suis en droit d'attendre le jugement de cette savante Société que dans un temps plus ou moins éloigné.

Cependant plusieurs de mes confrères qui connaissaient les résultats de mes expérimentations sur le perchlorure de fer, et d'autres qui, sur mes indications, avaient fait usage de ce médicament, m'ont vivement sollicité de faire connaître immédiatement cette nouvelle médication.

J'ai cédé à leurs vœux d'autant plus facilement, que j'ai toujours pensé que les innovations heureuses dans l'art de guérir ne doivent pas être pratiquées dans la seule clientèle de l'expérimentateur, ou à son profit exclusif, parce qu'elles intéressent tous ceux qui souffrent.

Un autre motif, et qui me fait avancer cette publication, c'est l'époque de l'année.

Car si, d'un côté, j'ai hâte d'indiquer la médication convenant à la guérison du croup et des angines qui se rencontrent le plus fréquemment, je m'empresse, d'un autre côté, de préciser le remède par excellence, suivant moi, contre les engelures et contre les effets du froid.

J'ai été sobre de détails, ils me paraissaient inutiles; d'argumentations théoriques, elles m'auraient entraîné hors du cadre que j'avais tracé à ce travail. Tel qu'il est, je le recommande à l'attention bienveillante de mes confrères : ils y trouveront, je crois, des observations dignes de leur intérêt.

Je suis heureux que le résultat des expérimentations qui y sont relatées, m'autorise à dire que diverses angines, auxquelles on avait attribué jusqu'ici une issue généralement fatale, guérissent le plus souvent par l'application raisonnée du *perchlorure de fer*.

Strasbourg, novembre 1868.

DE L'USAGE

DU

PERCHLORURE DE FER LIQUIDE

DANS LE CROUP

ET

DANS LES AUTRES FORMES D'ANGINE

Le 16 avril 1868, j'ai fait à la Société de médecine de Strasbourg une communication verbale sur l'emploi, nouveau pour moi et pour la plupart de mes confrères, de plusieurs médicaments, notamment du perchlorure de fer et de la solution alcoolique de tannin.

La *Gazette médicale de Strasbourg,* dans son numéro du 25 mai 1868, relate cette communication dans les termes suivants :

« J'ai demandé la parole pour communiquer à la Société de médecine[1] les résultats des expérimentations que j'ai faites, dans ces derniers temps, sur quelques médicaments généralement admis dans la

[1] Séance du 16 avril 1868.

pratique de la médecine, et que j'ai employés dans des cas où l'on n'avait pas l'habitude de s'en servir.

« Je pense que l'un ou l'autre de mes confrères voudra les vérifier et les compléter dans l'intérêt de ses malades.

« Je parlerai en premier lieu de l'emploi du perchlorure de fer liquide, comme astringent, comme caustique et détersif, et comme coagulant.

« Comme astringent, je l'emploie à l'état concentré contre les engelures; au même état, comme caustique et comme détersif, dans les affections diphthéritiques de la bouche, du pharynx et du larynx; comme détersif et coagulant, à l'état dilué, contre les angines diverses.

« Contre les engelures il est, suivant mon expérience, l'unique remède qui agisse avec un succès infaillible, et d'ordinaire du jour au lendemain. Des centaines de personnes qui, dans l'espace des trois dernières années, en ont fait usage, selon mes indications, peuvent en constater l'effet certain. Dans les pays septentrionaux, ce médicament doit trouver un emploi très-étendu, et je me réserve de l'y faire connaître.

« Contre les engelures non ouvertes, je prescris le soir, avant le coucher, un badigeonnage avec du perchlorure de fer concentré (40°) deux ou trois fois appliqué, ou bien une petite compresse imbibée du même liquide et entourée de taffetas ciré. Contre les engelures ouvertes, le seul badigeonnage suffit, mais il devra être renouvelé le lendemain.

« Le perchlorure de fer tachant et corrodant le linge, il est toujours prudent d'envelopper de vieux linge la partie soumise à ce traitement.

« Comme caustique et comme détersif, j'applique, au moyen du pinceau, le perchlorure de fer, plus ou moins concentré, dans les diverses affections que je traitais antérieurement avec le nitrate d'argent, et je n'ai qu'à me louer de cette substitution.

« Comme coagulant et comme détersif en même temps, je me sers du perchlorure de fer dilué : une goutte de perchlorure concentré par chaque gramme d'eau distillée, sans addition d'un adjuvant quelconque. Je fais prendre ce liquide par cuillerées à café toutes les deux, trois ou quatre heures, selon l'effet produit, et je recommande de l'avaler lentement. Ce dernier mode d'employer le perchlorure de

fer m'a été suggéré dans les circonstances sui-
vantes :

« Le 2 février dernier, un enfant de dix mois,
bien constitué, s'est trouvé en contact avec deux
sœurs aînées convalescentes de scarlatine. Celles-ci
avaient eu trois desquamations successives, avaient
pris plusieurs bains de son et entraient dans la sep-
tième semaine depuis l'invasion de la maladie. Je
me croyais autorisé à ne plus exiger le séquestre
des malades, d'autant plus que la mère, qui soignait
ses fillettes, couchées au premier étage, ne refusait
pas ses caresses aux deux enfants que l'on tenait
au rez-de-chaussée.

« Cependant, le soir même de cette journée, le
petit garçon était pris de fièvre et passait une nuit
très-agitée.

« Appelé le lendemain matin, j'ai vu le malade
très-maussade ; il toussait, faisait des efforts de
déglutition, et, à la prise de boisson, se trouvait
excité à vomir. La peau était brûlante, la tête
chaude et le pouls très-fréquent.

« Je supposai l'imminence d'une éruption scarlatineuse et lui prescrivis un vomitif, comme je fais

le plus souvent au début de cette maladie. Le vomitif le soulagea momentanément; cependant, vers
le soir, la toux augmentait, elle devenait stridente,
et l'inspection de l'arrière-gorge me faisait voir une
petite ligne blanche, légèrement bosselée, que je
supposai être de nature diphthéritique.

« Le vomitif est renouvelé, et le lendemain je donne
l'azotate d'argent dans du sirop simple, comme je
le pratique depuis une vingtaine d'années; point de
succès, et la diphthérie allait en progressant.

« Un vésicatoire sur la région laryngée paraît
produire du soulagement; il n'est que de peu de
durée; car des accès de suffocation s'étant décla-
rés, je provoque des vomissements en titillant la
gorge avec une barbe de plume, et je fais prendre
à l'enfant du chlorate de potasse.

« C'est au moyen de cette médication, et en lui
donnant du lait, du café noir par petites cuillerées
et du bouillon gras mêlé de vin, que j'ai entretenu
cet enfant pendant six jours.

« Dans cet intervalle, la diphthérie avait fait de
nouveaux progrès; le bas-ventre était ballonné,
et l'enfant rendait, par le vomissement, ce qu'on

lui avait donné de boissons, de nourriture ou de médicaments. Les accès de suffocation devenaient de plus en plus fréquents, et des mucosités visqueuses, que de temps en temps on était parvenu à lui enlever du fond de la gorge, menaçaient de faire cesser une vie si fortement compromise.

« C'est à ce moment que je songeai au perchlorure de fer et à sa puissance coagulative et détersive, et je le prescrivis à l'état dilué. Quelques minutes après avoir pris une cuillerée à café de ce médicament, l'enfant rejetait une notable quantité de mucosités très-denses, enveloppées d'une couche corticale d'un jaune brunâtre.

« De ce moment aussi le petit malade était sauvé.

« La mère de l'enfant, femme très-dévouée et intelligente, m'a été d'un grand secours dans le traitement du petit malade. D'après mes indications, elle administrait le médicament suivant le besoin ; 40 grammes en tout de perchlorure dilué ont été donnés dans l'espace de cinq jours.

« Je ne parlerai pas des incidents consécutifs, tels qu'une pneumonie unilatérale, pyohémie, trois abcès congestifs. Ces diverses affections ont exigé des soins spéciaux, et ce n'est que le 28 mars que j'ai pu déclarer le malade en convalescence. Aujourd'hui il a repris les couleurs et l'embonpoint qu'il avait avant sa maladie.

« Le 13 mars, une fillette de près de cinq ans est prise d'une angine couenneuse. Onze vomissements, provoqués par le tartre stibié, ont fourni plusieurs parcelles de fausses membranes; l'enfant était soulagé.

« A ma visite du soir, j'assiste à la réapparition des symptômes qui avaient nécessité l'emploi du vomitif.

« Je prescris 20 gouttes de perchlorure de fer liquide dilué dans 20 grammes d'eau distillée, à prendre par cuillerées à café de deux heures en deux heures.

La nuit fut bonne, l'enfant était guéri.

« Depuis mon premier essai, j'ai traité de la même manière une quinzaine d'angines diverses; vous savez que dans ce moment elles courent les rues; j'ai toujours obtenu un prompt et entier succès.

« Hier encore, à cinq heures du soir, j'ai prescrit

ce médicament à une dame qui se plaignait d'un violent mal de gorge ; elle avait la respiration pénible et stertoreuse, et la déglutition lui causait de vives douleurs.

« J'ai prié la famille de me faire connaître aujourd'hui, avant deux heures, le résultat de la médication. C'est la malade elle-même qui est venue m'annoncer sa guérison ; mais comme elle sentait encore de temps en temps un léger picotement sur l'amygdale gauche, je lui ai conseillé d'achever sa potion, qui était de 40 grammes.

« Je me permets d'insister une seconde fois sur l'inconvénient d'ajouter un adjuvant au perchlorure de fer dilué ; il faut surtout éviter d'y ajouter de la gomme ; car dans ce cas celle-ci serait coagulée, et les mucosités ne le seraient point.

« *Tannin.* — Un médicament analogue au précédent m'a fourni également de très-bons résultats, et voici dans quelle circonstance je l'ai employé pour la première fois.

« Il y a quatre ans, la femme d'un sous-officier d'artillerie me fait appeler pour une amygdalite.

Au toucher, je constate un abcès qui ne demande-
rait qu'une forte secousse pour crever. Je prescris
un vomitif, et, sous les efforts produits par le vomissement, l'abcès s'est ouvert.

« Cependant, à ma visite du lendemain, cette
dame me raconte que, depuis trois ans, ella a régulièrement un abcès à la même glande, cet abcès
se produisant toutes les six semaines, et qu'elle en
souffrait tout autant qu'elle avait souffert du dernier ; qu'on lui avait parlé d'une opération, mais
qu'elle n'avait jamais eu le courage de s'y sou-
mettre. Dans cette occurrence, j'ai pensé qu'en
modifiant le tissu de cette glande par une substance
astringente, en la tannant pour ainsi dire, je
pourrais prévenir ces accidents.

« Ce raisonnement me conduisait tout droit au
médicament approprié à cet effet, et je prescrivis
de badigeonner l'amygdale avec une solution alcoolique de tannin ; 5 grammes de tannin sur 10
grammes d'alcool. Ce badigeonnage devait être
fait tous les jours une fois ; je conseillais qu'avant
d'y procéder on enlevât avec un linge mouillé les
mucosités qui pouvaient couvrir la glande.

« Six mois après, cette dame avait de nouveau
une amygdalite. A ma demande si elle avait continué l'usage du tannin, elle répondit qu'elle s'en
était servie pendant deux mois et qu'elle avait cru
inutile de continuer davantage, parce que depuis
si longtemps elle n'avait plus rien éprouvé.

« Ce soir-là, l'amygdale était très-volumineuse et
ramollie à son centre.

« J'ordonne un vomitif comme la première fois
et je m'attends à l'ouverture d'un abcès.

« Le lendemain, cependant, la dame me dit qu'elle
avait été guérie sans vomitif; qu'elle avait repris le
badigeonnage, et, en effet, j'ai pu constater que la
glande était revenue à peu près à son volume
normal.

« Il y a un an, cette dame a quitté Strasbourg;
avant son départ, elle est venue me remercier, et
m'a affirmé que, depuis cette seconde amygdalite
que j'avais constatée, elle n'a plus eu aucun mal de
gorge; qu'elle se servait du tannin de loin en loin,
et qu'elle était très-heureuse de ne pas avoir à subir
l'opération.

« J'ai souvent eu l'occasion d'employer le tannin

à cet usage, et c'était avec un succès constant. Plusieurs de mes confrères auxquels j'en ai parlé en ont été également satisfaits.

« Une dernière communication que je me permets de vous faire concerne l'administration des sels purgatifs : sel amer, sel de Glauber et autres. Pour mon compte personnel, je n'aime ni les eaux laxatives de Sedlitz, de Pülna, de Friedrichshall, aussi peu que les limonades purgatives, quelque nom qu'on leur donne, ou quelle que soit leur composition.

« Les solutions de ces sels, additionnées de café, de citron ou de tout autre adjuvant, ne m'allaient pas non plus : j'en ai goûté de bien des manières.

« Il y a deux ans, j'ai dû en prendre et j'ai pensé que le vin rendrait ce médicament moins désagréable. J'ai dissous 45 grammes de sel amer dans à peu près 375 grammes d'eau; j'y ajoutai, après le refroidissement, le quart de vin blanc, soit 125 grammes; j'ai pris cette solution en deux fois, de demi-heure en demi-heure, et chaque fois une gorgée de vin pur après. Je n'en ai ressenti aucun déplaisir.

« J'ai pris depuis l'habitude de prescrire les sels purgatifs de cette manière, et mes malades en sont satisfaits. »

Les faits que j'ai rapportés dans cette communication sur les divers emplois du perchlorure de fer, me semblant de beaucoup les plus importants, je ne reviendrai aujourd'hui sur le tannin que pour citer le nombre total des amygdalites que j'ai traitées par ce médicament : il est de 13. Chaque fois j'ai eu un succès complet.

Des sels purgatifs je ne parlerai plus.

Le perchlorure de fer liquide[1] fera le sujet principal de ce travail, et notamment son emploi *à l'état dilué*[2] dans les diverses formes d'angine que j'ai eu l'occasion d'observer.

---

[1] Le perchlorure de fer liquide officinal, et qui a servi à mes expérimentations, est celui que prescrit le Codex de Paris. Il est de 1,26 au densimètre (30° Baumé). A ce degré je l'emploie contre les engelures ouvertes ; contre celles qui ne le sont pas, je l'emploie à 40° Baumé.

C'est également à ce degré de concentration qu'il devra être employé contre les effets du froid, que l'on observe dans les pays septentrionaux et dans les campagnes d'hiver.

[2] J'entends par perchlorure de fer dilué : un mélange de per-

Une épidémie de scarlatine qui existe à Strasbourg et dans sa banlieue, depuis le mois de novembre dernier, m'a fourni bon nombre d'angines à traiter dans ma clientèle propre; la maladie de mon honorable confrère, M. le docteur Kuntz, médecin communal extra-muros, que j'ai suppléé pendant trois mois dans une partie de ses fonctions, a considérablement augmenté ce nombre. En outre, plusieurs de mes honorés confrères ayant eu l'obligeance de me communiquer le résultat de leurs expérimentations sur le perchlorure, je serai à même, après avoir relaté un certain nombre d'observations, d'en tirer des conclusions d'une importance réelle.

Avant de parler du perchlorure de fer *à l'état dilué*, je reviens pour un instant à l'emploi de ce médicament à l'état concentré.

chlorure officinal avec au moins vingt fois son poids d'eau distillée.

Dans ma pratique, la formule ordinaire est :

Perchlorure de fer liquide . . . 1 gramme.
Eau distillée . . . . 20 grammes.

La dilution la plus forte, que j'aie employée jusqu'ici pour l'usage interne, était de :

1 gramme de perchlorure liquide, sur
30 grammes d'eau distillée.

Je l'ai prescrite à un enfant à la mamelle.

J'ai dit plus haut que le perchlorure de fer liquide concentré est, suivant mon expérience, l'unique remède qui agisse avec un succès infaillible, et d'ordinaire du jour au lendemain, contre les engelures.

Je maintiens cette assertion; j'ajouterai toutefois que ce médicament est appelé, selon mon opinion, à rendre d'éminents services dans les campagnes d'hiver, où le froid et l'humidité font tant de victimes parmi les soldats, et j'appelle sur cette idée une sérieuse attention.

Je ne m'arrêterai pas plus longuement à l'emploi du perchlorure de fer concentré, devant agir comme caustique actuel dans des affections spécifiques.

Je laisse de côté les relations concernant les ulcérations variqueuses ou autres, de plus ou de moins de gravité, traitées par ce médicament, son emploi dans ces cas étant universellement usité.

Mais je relaterai quelques faits d'affections pseudo-membraneuses qui ont été traitées par moi, dans ces dernières années, au moyen du perchlorure de fer liquide, en application plus ou moins directe.

Cela nous permettra d'établir un parallèle entre les divers modes d'application du médicament et les résultats obtenus.

Voici quelques observations concernant des affections *diphthéritiques*[1], tant externes qu'internes.

Je les ferai suivre de plusieurs autres, concernant le *croup*[2] *pseudo-membraneux non diphthéritique :* ces diverses affections traitées par le perchlorure de fer liquide, plus ou moins concentré, en application par le pinceau ou par tout autre moyen direct.

---

[1] La dénomination d'*affections diphthéritiques* devrait, dans le sens rigoureux, se rapporter à toutes les phlegmasies de la peau et des tissus qui y font suite. — Dans le langage médical, on est convenu de réserver cette qualification à toute production d'une pellicule plus ou moins épaisse, *lardacée*, se formant, soit sur des plaies extérieures, soit sur des membranes muqueuses internes. Elles sont produites par une intoxication spécifique.

[2] Le *croup*, tel qu'il se montre à l'observateur et tel qu'il est décrit par les auteurs, n'est ni plus ni moins qu'une affection diphthéritique, se présentant avec des signes caractérisés par le siége des organes dont il trouble les fonctions : le larynx, la trachée, les bronches; toux sifflante particulière, formation d'exsudations couenneuses, suffocation.

Je dis *non diphthéritique*, pour ne pas contrevenir à la classification des nosologistes.

PERCHLORURE DE FER CONCENTRÉ.

PREMIÈRE SÉRIE.

ULCÉRATIONS DIPHTHÉRITIQUES EXTERNES.

1° L'aubergiste à la *Vignette*, route de Colmar, me fait appeler le 29 janvier 1865, pour un ulcère que, depuis deux jours, il portait à la main droite. A l'examen il me fut facile de reconnaître la nature du mal : trois plaques diphthéritiques, dont l'une au centre, les deux autres vers les bords de la plaie. Je prescris un cataplasme, et le lendemain je cautérise la plaie avec du perchlorure de fer liquide à 30°. Trois cautérisations ultérieures ont eu raison du mal, et le 10 février suivant l'ulcère était cicatrisé.

2° Le 6 mars 1867, le sieur Fries, âgé de soixante-quinze ans, s'étant blessé à la jambe, en tombant sur l'escalier, me fait appeler, et je constate un ulcère diphthéritique. Le malade était très faible, se plaignait de vertiges et avait une somnolence presque invincible.

Trois badigeonnages avec le perchlorure de fer et un pansement avec de la charpie sèche le guérissent en peu de jours. Je l'avais mis en outre à un régime réconfortant et lui avais fait boire un litre de bon vin rouge durant la journée.

3° Je dois l'observation suivante à la gracieuseté de mon savant ami, M. le professeur Schützenberger :

« *Érysipèle phlegmoneux* à *la face; plaque diphthéritique.* — 5 mai 1868. Catherine Wœlffel, blanchisseuse à Strasbourg, est entrée à la clinique médicale le 5 mai 1868, salle 48, lit n° 16. Elle est âgée de trente-trois ans, bonne constitution.

« La face est presque totalement tuméfiée, rouge et luisante. Du côté droit, la tuméfaction et la rougeur, beaucoup plus prononcées que du côté gauche, commencent sur le front, se continuent sur les paupières et sur la joue jusqu'au nez, l'angle de la mâchoire et l'oreille.

« L'œil du même côté est complétement fermé. A

l'angle interne, la rougeur intense fait place, sur les deux paupières, à une teinte blanchâtre, au-dessous de laquelle on sent un peu de fluctuation.

« A gauche, la rougeur et la tuméfaction sont bien moindres ; elles ne s'étendent pas plus bas que la commissure des lèvres.

« On sent à la nuque et à la partie supérieure du cou des deux côtés des ganglions engorgés et douloureux. Température 37° ; pouls 75.

« Bien qu'un des symptômes principaux, la fièvre, nous manque, nous pouvons cependant porter le diagnostic *d'érysipèle de la face avec phlegmon des deux paupières de l'œil droit.* »

Je laisse de côté les arguments que le savant professeur expose pour justifier son diagnostic et je passe au pronostic et au traitement :

« Il n'est pas probable que la maladie récidive ; pourtant si on ouvre les deux abcès, l'irritation consécutive au coup de lancette, pourrait être cause d'une récidive. Il faut être prêt contre toute éventualité. Si donc l'érysipèle se montrait ailleurs ou même encore à la face on emploierait :

Perchlorure de fer à 30°
Eau distillée } parties égales;

on badigeonnerait avec un pinceau, comme avec la teinture d'iode, toute la surface envahie et un peu au delà de la limite. Ce mode de traitement reposant sur les mêmes bases que la teinture d'iode, le nitrate d'argent, le fer rouge, donne de meilleurs résultats.

« Un cataplasme émollient sera appliqué sur l'œil droit pour hâter la maturation des abcès, lesquels pourront être ouverts demain mécaniquement.

« Bien que la malade ne se plaigne d'aucune espèce de trouble digestif, on lui administre un léger purgatif.

« 6 mai. La malade n'a pas eu de fièvre hier soir. Ce matin sa température et son pouls sont normaux.

« L'abcès de la paupière supérieure s'est ouvert tout seul. Celui de la paupière inférieure semble ne pas avoir changé d'aspect. La rougeur et la dureté sont intenses. On ne sent pas de fluctuation parfaitement manifeste.

« La rougeur du côté gauche a presque disparu.

« On continuera le cataplasme sur l'œil.

« 8 mai. L'érysipèle a presque entièrement disparu, mais toute la région orbitaire droite est le siége d'un gonflement assez dur, donnant plutôt la sensation de l'œdème que celle d'une véritable fluctuation. Vers l'angle interne de l'œil on voit comme une phlyctène remplie de pus.

« 9 mai. L'épiderme au niveau de la phlyctène s'est ulcéré, et laisse à nu une surface recouverte d'une couenne blanche diphthéritique. Gonflement des paupières empêchant l'œil de s'ouvrir.

« Badigeonnage avec

> Perchlorure de fer ⎫
> Eau   ⎬ parties égales.

« 10 mai. L'action du perchlorure de fer ne se manifeste pas beaucoup. Le gonflement diminue, mais la couenne persiste. Desquamation de la peau au pourtour. Point de fièvre.

« On continue l'application du perchlorure.

« Eau de Sedlitz, deux verres.

« 12 mai. La plaie commence à se nettoyer. L'œil toujours fermé.

« 15 mai. La plaie est entièrement détergée. L'œil

peut être entr'ouvert, mais la malade prétend ne rien voir. Cependant l'affection diphthéritique n'a point pénétré jusqu'au globe oculaire.

« En pressant sur la paupière inférieure, on fait écouler, au côté interne, un liquide purulent, assez mal lié, jaunâtre, séreux.

« 25 mai. Les paupières sont à peu près revenues à leur état naturel. L'œil est ouvert, le globe oculaire paraît intact, et la vision ne se fait pas.

« L'examen ophthalmoscopique, fait par M. Monoyer, révèle une inflammation de la choroïde (choroïdite exsudatoire.)

« 6 juin. Pas de changement. Cécité absolue du côté droit. On se demande si la malade n'a pas été borgne, à son insu, avant son érysipèle.

« Quitte l'hôpital le 25 juin. »

4° Le sieur G., soixante-douze ans, jardinier-cultivateur, demeurant hors la porte d'Austerlitz, est affligé depuis deux ans d'un ulcère phagédénique à la jambe droite (tibia).

Plusieurs traitements furent employés, mais sans succès.

Appelé près de ce malade, le **22** septembre dernier, je cautérise l'ulcère avec le crayon de nitrate d'argent, et je prescris 15 grammes de sel amer, à prendre de deux jours en deux jours.

La cautérisation avec le nitrate d'argent est répétée de trois jours en trois jours : résultat peu sensible.

Le 10 octobre, l'ulcère présente au milieu une couenne diphthéritique non adhérente aux bords ; elle est gris-blanc et saillante.

Je prescris :

Perchlorure de fer liquide, 5 grammes,

Eau distillée, 25 grammes,

à en imbiber de la charpie et à en faire deux applications par jour.

18 octobre. L'ulcère n'est plus que superficiel ; des bourgeons charnus de bonne couleur annoncent la cicatrisation prochaine, et l'état général du malade promet une guérison parfaite d'ici à quelques jours.

Ces quatre observations attestent l'efficacité du perchlorure de fer dans les ulcérations diphthéritiques externes. Si, dans l'un des cas, il y a eu perte de la vision, ce n'est certes pas au médicament qu'on peut attribuer ce résultat fâcheux, mais bien plutôt à l'affection primitive elle-même, ou à toute autre cause qui a pu agir sur l'œil, à une époque bien antérieure à celle de l'entrée de la malade à l'hôpital. La malade voyant bien d'un œil, a facilement pu ignorer qu'elle ne voyait pas de l'autre.

DEUXIÈME SÉRIE.

AFFECTIONS PSEUDO-MEMBRANEUSES INTERNES.

DIPHTHÉRIE PHARYNGO-TONSILLAIRE.

1° Le 15 mai 1867, appelé au quartier d'Austerlitz près d'un enfant de dix ans, je constate l'existence de deux plaques diphthéritiques, l'une au fond de la gorge, l'autre sur une amygdale. Fièvre et lassitude extrêmes.

Je prescris un vomitif et, plus tard, le chlorate de potasse.

Le quatrième jour je badigeonne les plaques, qui avaient augmenté d'étendue, avec le perchlorure de fer liquide concentré.

Après cinq jours de traitement, l'enfant se portait bien. Je lui avais donné en outre de la quinine, des amers et de la viande au gril.

CROUP SIMPLE.

2° Le 5 octobre 1864, l'enfant Bentz, âgé de trois ans, demeurant rue des Bœufs, 8, est pris de croup. Je lui donne l'émétique à trois reprises dans les vingt-quatre heures. Traces sensibles de fausses membranes.

Nitrate d'argent dans du sirop simple, enfin cautérisation avec le perchlorure de fer liquide.

Mort au bout de soixante heures.

3° Le 5 mai 1866, un enfant de M. Ed. Beeh, demeurant rue de l'Ancre, est atteint d'angine couenneuse. Plusieurs vomissements, provoqués par l'émétique, produisent le rejet de fausses membranes ; celles-ci cependant se forment à nouveau et l'enfant est menacé de suffocation.

Un badigeonnage avec le perchlorure à 30° provoque un accès de toux des plus violents, et l'expulsion d'un magma brun-foncé, dense et filandreux, qui laisse parfaitement reconnaître la nature de l'exsudat.

Une seconde cautérisation ayant été jugée nécessaire, fut faite, douze heures après la première, et amena la guérison de l'enfant.

4° La nommée Marie Hofstadt, âgée de trois ans, petite-fille du sieur Altherr, jardinier près de la route du Rhin, atteinte de croup le 27 décembre 1866, prend l'émétique, puis le nitrate d'argent: pas de résultat.

Le 28, je prie mon ami, M. le professeur agrégé Herrgott, de venir voir la petite malade et d'opérer, s'il le jugerait opportun, la trachéotomie.

Cette opération est déclarée urgente, mais M. Herrgott ne veut la pratiquer qu'à l'hôpital, parce que les soins et la surveillance indispensables à la suite de cette opération délicate lui semblaient impossibles dans un petit ménage de jardinier.

Les parents s'étant formellement refusés à placer l'enfant à l'hôpital, l'opération ne fut pas faite.

La suffocation devenue imminente, je prescris 25 grammes de perchlorure de fer liquide dans 50 grammes de sirop simple, à donner par cuillerées à café de deux heures en deux heures.

Mort le 30 au soir, après avoir donné par intervalles quelques lueurs d'espérance à sa famille.

La deuxième série des maladies pseudo-membraneuses traitées par le perchlorure de fer, devant agir comme caustique, comprend quatre faits : une diphthérite pharyngo-tonsillaire et trois croups.

Du fait de diphthérite pharyngo-tonsillaire, traité par cette méthode, je ne garde d'autre souvenir que les cris déchirants de l'enfant, toutes les fois que je le cautérisais.

Les faits de croup proprement dit sont trop peu nombreux pour que je puisse en déduire un jugement. J'incline cependant à donner la préférence au perchlorure de fer sur les autres caustiques employés dans cette affection. Ceux-ci ont souvent donné lieu à des lésions étendues et nouvelles, tandis qu'avec le perchlorure de fer liquide concentré je n'ai jamais eu d'accident de ce genre.

L'application directe du perchlorure de fer concentré, quoique moins douloureuse que celle des

autres caustiques, comme le nitrate d'argent, le
beurre d'antimoine, l'acide chlorhydrique et autres,
n'en est pas moins une médication violente pour
celui qui doit la subir. Elle est redoutée des personnes qui entourent, de leurs soins ou de leur
affection, le malade que l'on va cautériser.

Les préparatifs pour cette opération, le bâillon-
nement presque indispensable, quand il s'agit d'enfants, leurs cris déchirants, anxieux, sont autant de
motifs pour qu'on n'ait recours aux caustiques ac-
tuels que dans des cas extrêmes et là où une médication moins douloureuse n'a pas donné de résultat.

Pour mon compte, j'ai abandonné, dans le traitement des angines, la cautérisation proprement dite,
du moment où le perchlorure de fer dilué m'a donné
des résultats inespérés.

PERCHLORURE DE FER DILUÉ.

J'arrive *au perchlorure de fer dilué.* C'est à cet
état que j'ai employé ce médicament, dans ces derniers temps, contre diverses formes d'angine et
avec un succès presque constant.

Je relaterai en premier lieu les faits de *diphthé-rie infectieuse,* précédant ou accompagnant la scarlatine; en second lieu ceux relatifs à des diphthéries *d'origine inconnue* ou *douteuse;* en troisième lieu , *quelques cas de croup,* et enfin une série *d'observations sommaires* concernant des *angines non compliquées d'exsudations pseudo-membraneuses.*

DIPHTHÉRIE SCARLATINEUSE.

1° La première observation est relatée plus haut; elle concerne l'enfant Renn, âgé de dix mois, premier sujet de mes expérimentations avec le perchlorure dilué et donné à avaler[1].

2° Le 29 avril, je suis appelé chez la femme Moignot, repasseuse, rue des Bœufs, 8. Deux fillettes, l'une de trois, l'autre de cinq ans, sont malades de scarlatine au début. Je prescris la limonade stibiée, qui produit deux vomissements et quelques selles. La nuit cependant est mauvaise: les enfants ont du délire.

[1] Ce médicament ne doit pas être donné dans une cuiller en métal.

Le 30, je constate l'existence de plaques diphthériques au fond de la gorge et sur les amygdales.

Perchlorure de fer dilué, limonade simple, glace sur la tête.

Deux jours de ce traitement ont amené la guérison ; la desquamation a commencé le cinquième jour de la maladie. Un peu d'œdème des extrémités inférieures a cédé à quelques grammes d'azotate de potasse.

3° Le 12 mai, Berthe Linden, âgée de sept ans, rentre de l'école à midi et se plaint de maux de tête et de maux de gorge.

Appelé le 13 au matin, je constate que la peau est d'un rouge intense, uniformément répandu sur tout le corps ; elle est sèche et brûlante.

Le pouls était tellement fréquent que j'ai renoncé à déterminer le nombre de ses battements. La tête est très-chaude, le ventre souple. Les lèvres et les dents sont enduites d'une couche de mucosités fuligineuses ; la langue est noire et sèche, à tel point que quand je la frappe avec le doigt, elle rend un son ligneux.

Les amygdales sont gonflées, et, au toucher extérieur, ces régions, ainsi que celle du larynx, sont très-sensibles. L'enfant, cependant, ne manifeste cette sensibilité que par des gestes ou par des grimaces, la voix étant éteinte. La déglutition est pénible.

Je déclare l'enfant atteint d'une scarlatine présentant des symptômes d'une gravité extrême, et je prescris la limonade stibiée, qui produit quatre vomissements.

Le soir, même état. La tête cependant est plus chaude et il y a du délire.

Glace sur la tête, lavement émollient. Nuit très-agitée.

14 mai. La déglutition est plus difficile et une lymphe visqueuse suit, en filaments épais, les dents des deux mâchoires, que l'on a de la peine à écarter. La cavité buccale est noire et sèche, les lèvres également, et le délire continue.

Je prescris 1 gramme de perchlorure de fer liquide dilué dans 20 grammes d'eau distillée, à faire prendre de trois heures en trois heures, par cuillerées à café; glace sur la tête, sirop de groseilles en boisson et un lavement apéritif.

Visite du soir: même état, même médication; nuit très-agitée.

15 mai. Le tiers antérieur de la langue est débarrassé du blastème pseudo-membraneux, qui avait un millimètre d'épaisseur. Il s'était séparé du reste du tissu gangrené comme coupé irrégulièrement avec des ciseaux.

La partie de la langue, ainsi mise à nu, est humide et rosée; mais ses bords sont parsemés de papules blanches; la déglutition est plus facile et le toucher extérieur moins sensible. La rougeur de la peau qui, jusque-là, était uniformément répandue sur tout le corps, est coupée çà et là par des courbes pâles qui circonscrivent des plaques rouges de plus ou de moins d'étendue. Le haut de la poitrine et les avant-bras sont rudes au toucher.

Même médication.

Visite du soir : état général satisfaisant, peu de délire, urines normales et une selle noire et abondante.

Vers le soir, l'enfant a arraché et amené avec les doigts une fausse membrane épaisse, brun-noirâtre, de $0^m,03$ sur $0^m,04$ de dimension. La voix est revenue, mais peu sonore. Nuit agitée.

16 mai. Pouls à 100, lèvres noires et sèches, langue humide et rosée; plus de papules sur les bords de la langue; le voile du palais et l'arrière-gorge d'un rouge vif, sans taches.

La déglutition est facile, la sensibilité au toucher n'existe plus, la voix est sonore et le délire a cessé. Les bras se préparent à la desquamation.

3 cuillerées à café du médicament, sirop de groseilles, confitures et cerises fraîches, un bouillon gras.

17 mai. La desquamation se fait sur les avant-bras par plaques étendues; la langue est belle et humide; pouls à 70 : convalescence. Je supprime le perchlorure de fer.

18 mai. Les mains sont enflées et douloureuses. J'ordonne de les envelopper de taffetas ciré et je prescris une potion nitrée.

L'œdème avait disparu le lendemain et avec lui les douleurs.

J'ai revu cette enfant de temps en temps. La desquamation s'est faite régulièrement, les forces se sont rétablies promptement et je lui ai permis de rentrer à l'école le 1er juillet.

4° Marie Heitzmann, âgée de quatre ans, de bonne constitution, demeurant au Neuhof, est atteinte de scarlatine.

Appelé près d'elle, le 20 mai, lendemain de l'éruption scarlatineuse, je constate qu'elle a le fond de la gorge et la langue parsemés de plaques d'un blanc grisâtre, bordées d'un liséré rouge-vif.

La déglutition est douloureuse, la respiration anxieuse et la voix presque éteinte.

Je prescris un vomitif et j'ordonne de faire prendre, après la cessation de l'effet du vomitif, une cuillerée à café de perchlorure dilué, de trois heures en trois heures.

Les plaques diphthéritiques avaient disparu le 22, et ce jour-là commençait la desquamation sur les avant-bras.

Je n'ai pas revu l'enfant depuis cette époque; mais j'ai appris que sa convalescence avait été très-rapide, qu'il n'y a pas eu de complications ultérieures et que l'enfant se portait bien.

5° George OErtel, âgé de trois ans, d'une bonne constitution, est pris le 15 juin de fièvre, se plaint de maux de gorge et tousse par accès violents.

Le père, aubergiste sur la route du Lazareth, porte son enfant chez le professeur agrégé M. Hecht, qu'il savait trouver ce jour-là à sa campagne, sise à proximité de son établissement.

M. Hecht, que j'ai eu l'occasion de voir le 2 juillet suivant, m'a dit qu'il avait constaté du râle sous-crépitant au sommet des poumons, un râle muqueux et bruyant au haut du tube aérien, du gonflement à la région parotidienne, de la gêne dans les mouvements du cou, et la langue tachetée de petits points blancs.

Il n'a pas pu inspecter le fond de la gorge, parce que l'enfant ne pouvait pas assez desserrer les mâchoires.

Il lui avait ordonné un vésicatoire sur la région sous-claviculaire droite et prescrit une potion kermétisée.

L'enfant n'allant pas mieux et craignant que M. Hecht ne voulût pas se charger du traitement, le père, qui demeure à deux kilomètres de la ville, alla, le 27 juin, quérir le médecin cantonal extra-

muros. Celui-ci n'était pas chez lui; le père vint
alors me trouver, et me pria de voir son enfant si-
tôt que je pourrais.

J'y suis allé dans la même soirée et voici ce que
j'ai pu constater:

La tête légèrement inclinée vers la droite, immo-
bile sur son axe; la face colorée, le regard net.
Les lèvres sont serrées l'une contre l'autre et laissent passer, à chaque expiration, de légères bulles
de mucosités; celles-ci sont plus nombreuses à chaque accès de toux. La parotide droite est gonflée
et douloureuse au toucher. Les mâchoires se laissent desserrer juste assez pour livrer passage au
tiers antérieur de la langue, où je puis reconnaître
plusieurs plaques diphthéritiques.

De gros râles se font entendre au fond de la gorge
à chaque mouvement respiratoire. Le sommet des
poumons laisse percevoir quelques râles muqueux;
pas de matité dans les poumons. Le ventre est dur
et ballonné; point de selle depuis deux jours. Chaleur normale.

Mon diagnostic porte : *affection diphthéritique
étendue et grave; ulcérations probables et de même*

nature ; celles-ci ayant donné naissance au trismus.

Je prescris le perchlorure de fer dilué : 1 gramme de perchlorure de fer liquide à 30° sur 20 grammes d'eau distillée ; à donner par cuillerées à café de quatre heures en quatre heures. Un lavement avec de l'eau et de la mélasse.

28 juin. Le père me rapporte que son enfant va un peu mieux, mais il me prie de venir le voir le lendemain.

29 juin. *Tétanos.* La tête rejetée légèrement en arrière et vers le côté droit; ventre ballonné, raideur invincible du tronc et des extrémités inférieures ; les bras ont conservé une mobilité relative.

Respiration saccadée, amenant chaque fois sur les bords des lèvres quelques bulles de glaires denses et opaques.

Peau sèche ; intelligence nette.

En examinant l'endroit où le vésicatoire avait été posé, j'y trouve trois plaques grises et épaisses, bordées d'une auréole rouge. Une quantité de points miliaires d'un rouge brun se trouvaient sur la région dorsale.

La déglutition, cependant, n'est pas impossible; mais elle provoque chaque fois une toux très-fatigante et le rejet d'une partie de ce qu'on avait fait avaler au petit malade.

Je fais continuer le perchlorure et j'ajoute du café noir et du bouillon gras.

Je fais appliquer une compresse de perchlorure dilué sur les couennes du vésicatoire et j'ordonne de frictionner le dos avec du liniment volatil, puis d'envelopper tout le corps d'un tissu de laine trempé dans de l'eau chaude : cette opération devant être répétée trois ou quatre fois dans les vingt-quatre heures.

Lavement miellé au lait.

30 juin. Les enveloppes d'eau chaude ont produit chaque fois une transpiration abondante de quelques heures de durée ; le lavement, une selle copieuse. Le tétanos est général comme la veille et rien n'est changé dans l'état du malade.

Médication *ut supra*, extrait d'opium, 20 centigrammes.

1er juillet. Même état, même traitement.

2 juillet, idem.

Les couennes sur l'emplacement du vésicatoire se

sont détachées et laissent à nu trois plaques d'un rouge intense.

Il y a un peu de délire.

3 juillet. Toujours le même état.

A ma visite du soir, on m'apprend qu'à trois heures le malade avait commencé à remuer les jambes.

J'ai constaté, en effet, que le tétanos avait cessé ; mais des accès de trismus se renouvelaient fréquemment. Dans ces accès, l'enfant s'est coupé la langue à plusieurs reprises et paraissait souffrir énormément. Délire.

Suppression du perchlorure de fer et de l'opium. Cérat simple sur le vésicatoire. Café noir, bouillon additionné de vin.

4 juillet. Accès de trismus se répétant de temps à autre.

A un moment où l'enfant pouvait ouvrir la bouche, j'ai pu constater que la cavité buccale ne présentait plus de couennes ; mais des mucosités denses et laiteuses, qui s'étaient accumulées au fond de la gorge, étaient propulsées ou ramenées suivant les mouvements respiratoires.

La langue, lacérée en plusieurs points vers le

sommet, était tuméfiée sur les rebords des plaies, mais elle était rosée en dehors des blessures.

J'ai voulu constater, par le toucher, l'humidité de la langue, et, en y portant le doigt, j'ai malheureusement touché une des plaies; instantanément un nouvel accès spasmodique a serré les mâchoires.

Le ventre dur et ballonné; plusieurs selles liquides, contenant quelques fausses membranes.

Pouls à 80; chaleur normale. Délire.

5 juillet. Même état que la veille, si ce n'est que le petit malade faiblit. La respiration est embarrassée et les accès de spasme sont plus fréquents.

Je prescris un vomitif; il ne produit pas d'effet. Il en est de même d'un second. La respiration devient de plus en plus embarrassée et l'enfant meurt le 6 juillet, à 9 heures du matin.

Cette observation, quoique le résultat final se traduise par la mort du malade, méritait, selon mon avis, le développement que je lui ai donné; car elle offre plusieurs points à élucider.

La cause première de la maladie peut-elle être attribuée à une infection diphthéritique scarlatineuse?

Je crois pouvoir répondre par l'affirmative; car,
au dire des parents, l'enfant s'était plaint, la veille
de l'examen de M. Hecht, de maux de tête et de
mal de gorge; il avait le corps très-chaud et rouge
à tel point que ses parents avaient pensé que l'enfant aurait la scarlatine; d'autant plus qu'un certain nombre d'enfants du voisinage étaient atteints
de cette maladie.

Dans le courant de la nuit, la rougeur et la chaleur avaient disparu, et elles ne sont pas revenues
pendant toute l'évolution de la maladie.

*L'infection a exercé ses ravages sur les mu-
queuses bucco-pharyngiennes, sur le larynx et la
trachée, et sur le tube digestif.*

Qui ne sait, en effet, que, dans des épidémies de
scarlatine, l'éruption fait souvent défaut chez des
personnes atteintes de cette maladie?

Pour mon compte, j'ai vu, en novembre dernier,
six adultes d'une même famille, présentant les
symptômes de la scarlatine avec une gravité intense.

Deux d'entre eux ont été couverts de la tête aux
pieds de l'éruption scarlatineuse; les quatre autres
n'en avaient aucune trace.

Je reviens à l'enfant Œrtel pour me demander si, dans ce cas, d'une gravité extrême, je pouvais compter sur l'efficacité du perchlorure.

La disparition des couennes du vésicatoire et l'inspection de la langue m'ont prouvé que le médicament avait produit son effet sur ces parties. Mais il existait probablement des ulcérations profondes, que le médicament n'a pu atteindre ; je suis porté à attribuer le tétanos à ces ulcérations.

Le délire, qui a coexisté avec le tétanos et le trismus, me fait supposer que les méninges étaient également infectées de diphthérie, et c'est à cette complication finale que j'attribue en grande partie la mort de l'enfant.

Il est à regretter que l'autopsie n'ait pu être faite ; elle aurait pu éclaircir quelques points douteux.

6° George Barbenès, âgé de huit ans, est pris de scarlatine, le 30 juin. Son frère, Henri, âgé de quatre ans, était convalescent de cette maladie, qui n'avait donné lieu à aucune complication.

A ma première visite, j'ai constaté une chaleur

mordicante de la peau ; de la rougeur répandue sur tout le corps, sans délimitation. La respiration accélérée, le pouls à 100.

Mal de gorge peu douloureux.

Point de plaques diphthéritiques dans la cavité buccale.

J'ai prescrit la limonade stibiée, qui produit trois vomissements et deux selles.

Le 1er juillet, la scarlatine se manifeste par plaques larges et limitées par de rares intervalles d'une coloration moins rouge; le haut de la poitrine est parsemé de papules rugueuses.

L'inspection de la cavité buccale ne présente pas de traces de formation pseudo-membraneuse.

Je fais donner de la limonade sans émétique, du sirop de groseilles et une orange.

Le soir, cependant, le petit malade est pris de délire, et la fièvre augmente.

J'ordonne l'application de glace sur le front ; je fais donner un lavement apéritif et continuer les boissons rafraîchissantes.

2 juillet. Même état et même médication.

Ce jour-là, à ma visite du soir, je constate l'apparition de *plaques diphthéritiques* sur la langue et au fond de la gorge ; la voix est rauque, et, tout en continuant le même traitement, j'ordonne de faire prendre le perchlorure dilué, de trois heures en trois heures.

La nuit fut très-agitée comme les deux précédentes, et le délire ne cessa que vers sept heures du matin, où l'enfant s'endormit d'un sommeil tranquille, qui dura deux heures.

L'inspection de la bouche me fit voir que les plaques diphthéritiques avaient disparu sur la langue ; celles de la région pharyngienne n'étaient guère modifiées, et le timbre de la voix était creux comme auparavant.

Je fais continuer les applications de glace et le perchlorure de fer.

Le 3 juillet, la voix devenant plus sonore et les accidents cérébraux ne se manifestant plus, je fais cesser les applications de glace et je supprime le perchlorure.

Le petit malade alla assez bien jusqu'au 9, où un nouvel accès de délire me fait ordonner une nouvelle application de glace.

Je constate également un gonflement de la parotide droite, de la dysurie et de l'œdème aux extrémités inférieures.

Le délire ayant cessé pendant la nuit, je supprime la glace et je donne une potion nitrée; l'orange journalière est additionnée de quelques abricots. Ces fruits et le bouillon gras, auquel on ajoute un jaune d'œuf, font la seule nourriture du malade.

La desquamation n'a commencé que ce jour-là, et par des plaques très-étendues.

Je fais appliquer du saindoux sur la parotide et une enveloppe ouatée.

Le 15 au soir, la fièvre augmente; il y a de nouveau du délire, et je donne: 40 centigrammes de sulfate de quinine en trois prises.

Le lendemain, cette dose de quinine est répétée, et le 17, je donne issue au pus qui s'était formé dans la région parotidienne.

L'ouverture faite avec la lancette est maintenue au moyen de mèches enduites de digestif.

La plaie est cicatrisée le 22; l'œdème, qui avait envahi les extrémités, le scrotum et la face, n'existait plus, et le 23, je permets à mon petit malade de passer une partie de la journée dans un fauteuil.

L'appétit étant revenu, je lui fais donner de la viande rôtie et un peu de vin.

24 juillet. Tout, cependant, n'était pas terminé ; car la voix n'avait pas repris son timbre habituel, et un coryza assez abondant m'a fait un devoir d'inspecter la muqueuse nasale :

Au moyen d'un petit spéculum, j'ai pu constater l'existence de quelques *plaques diphthéritiques* qui, des fosses nasales, s'étendaient jusqu'à l'orifice des narines.

Je fais reprendre au petit malade le perchlorure dilué ; je lui en fais renifler quatre ou cinq fois par jour, et j'ordonne de la viande sur le gril et du vin rouge aux deux repas de la journée.

Je fais donner plus d'air en ouvrant la porte d'une chambre voisine, et du mouvement au malade en lui amenant son frère cadet, convalescent depuis un mois.

Ce traitement a achevé la guérison au bout de huit jours.

C'est ici que s'arrêtent mes observations personnelles sur l'emploi du perchlorure de fer dilué dans les diphthérites scarlatineuses proprement dites, ou plutôt des affections pseudo-membraneuses précédées ou accompagnées de scarlatine.

Je les fais suivre par plusieurs communications qui m'ont été données par d'honorables confrères.

La première, datée de Strasbourg, le 4 juillet dernier, est ainsi conçue :

« Cher ami,

« Depuis que tu nous as fait connaître l'emploi du perchlorure de fer dans les cas de diphthérie, je l'ai employé deux fois.

« 1º Enfant de huit ans, scarlatine avec diphthérie pharyngienne. Le perchlorure de fer à l'intérieur et quatre cautérisations locales avec le perchlorure de fer ont eu un succès complet.

« 2º Une dame de cinquante-deux ans, plaques diphthéritiques sur les amygdales, angine, fièvre.

« Le perchlorure de fer *intus* et localement l'a guérie en trois jours.

« Ton dévoué

« Dr Eug. Bœckel aîné. »

La seconde est datée de Schiltigheim, 24 juillet.
Je la copie textuellement comme la première :

« Mon très-honoré confrère,

« Dans l'épidémie de scarlatine, qui vient de sévir dans
les communes de Schiltigheim, Bischheim et Hœnheim
pendant ces trois derniers mois, j'eus à traiter quarante-
deux malades atteints de cette affection ; c'étaient pour la
plupart des enfants de un à dix ans.

« Sur ce nombre, il y eut trente guérisons et douze
morts. Dix sont morts dès les premiers jours d'angine
diphthéritique, celle-ci paraissant toujours avant ou simul-
tanément avec l'éruption scarlatineuse ; deux sont morts
d'anasarque survenu pendant la convalescence.

« Mes vingt-quatre premiers malades furent traités par
les vomitifs (tartre stibié) et le chlorate de potasse, dès
l'apparition de la gêne dans les voies respiratoires ; sur ce
nombre, huit succombèrent dès les premiers jours à l'angine, et deux à l'anasarque dans la quatrième semaine.

« En outre, dans la plupart de ces cas, je ne négligeai
pas de badigeonner l'arrière-bouche avec une solution de
nitrate d'argent, surtout chez les malades que je perdis,
parce que chez eux la difficulté de respirer était plus forte
et donnait à la maladie, dès le début, un caractère plus
effrayant.

« Au commencement du mois de juin dernier, j'eus con-
naissance, très-honoré confrère, des résultats obtenus par

vous, dans le traitement des affections diphthéritiques, par l'emploi du perchlorure de fer. Ce traitement me parut tellement rationnel, que je n'hésitai pas à l'employer, et voici les résultats que j'en ai obtenus :

« Sur dix-huit malades que j'eus à traiter depuis, je n'en perdis que deux ; dès le début, je leur administrai de l'émétique pour provoquer des vomissements, et une potion de 2 grammes de la solution normale de perchlorure de fer, dans 60 grammes d'eau, à prendre par cuillerées à café de deux en deux heures, et rarement j'eus à répéter plus de deux fois la potion : elle provoquait toujours l'expulsion de fausses membranes devenues brunâtres, d'une certaine résistance quand j'essayais de les déchirer. Les accidents diphthéritiques disparus, les malades guérissaient dans un espace de dix à quinze jours.

« Les deux malades qui succombèrent, dans cette dernière période de traitement par le perchlorure de fer, étaient, l'un un petit garçon de quatre ans, et l'autre une fille de treize ans. Le premier mourut au bout de vingt-quatre heures, et la seconde au bout de quatre jours de maladie. N'ayant pu, dans les deux cas, obtenir l'autorisation de l'autopsie, je pris soin d'examiner les parties de la bouche et de l'arrière-bouche accessibles à l'exploration visuelle, et je constatai la disparition complète des fausses membranes, d'où je présume que les malades durent périr par la présence de ces fausses membranes dans la partie des voies respiratoires plus profondément située, et par conséquent inaccessible à la médication topique.

«Je conclus des observations précédentes que le perchlorure de fer en solution, tel que je l'ai employé, est un excellent caustique qui détruit très-bien les fausses membranes; celles-ci étant détachées, laissent la muqueuse un peu irritée, irritation qui disparaît au bout de quelques jours. Pouvant être avalé sans inconvénient pour l'estomac, après qu'on s'en est gargarisé la bouche, il pénètre plus avant dans l'arrière-bouche, et produit son effet là où le badigeonnage n'arriverait pas.

«Son action tient le milieu entre l'astringence et la causticité; il opère sur les fausses membranes une espèce de tannage; celles-ci, après avoir subi le contact du topique, sont soumises à un retrait qui leur permet de se détacher facilement de la muqueuse.

«Je termine, très-honoré confrère, en vous priant d'excuser la brièveté des détails que je viens de donner; je me croirai très-heureux si ma faible expérience, jointe à la vôtre, basée sur une pratique plus longue et plus savante, pouvait mettre en vogue une médication qui nous a rendu de si grands services dans une affection dont l'issue est si souvent fatale.

«Recevez etc.
«Signé, Dr RINCKENBACH.»

Mon travail était terminé, quand je reçus une seconde lettre du docteur Rinckenbach.

Je la transcris textuellement, comme j'ai fait pour la première. Je la fais suivre d'une autre, que

vient de m'adresser M. le docteur P. Aronssohn,
professeur agrégé :

« Très-honoré confrère,

« Je viens aujourd'hui compléter les observations dont
je commençai à vous rendre compte le 20 juillet dernier,
sur le traitement des affections diphthéritiques par le perchlorure de fer.

« Depuis lors, l'épidémie de scarlatine, dont je vous ai
entretenu, s'est limitée à la seule commune de Hœnheim,
où elle a sévi avec une intensité remarquable.

« Dans cette dernière période, j'eus à traiter environ
cinquante malades, tous au-dessous de dix ans.

« Encouragé par les premiers succès que j'avais obtenus
en traitant la complication d'angine diphthéritique par le
perchlorure de fer, je n'hésitais pas à l'administrer dès le
début de la maladie, pensant prévenir ainsi ces accidents.

« Mon succès fut complet, et sur un cinquième des
enfants qui succombèrent, aucun ne périt par l'angine
pseudo-membraneuse.

« C'était ou l'inflammation du cerveau ou l'asphyxie par
l'inflammation des glandes sous-maxillaires, ou l'albumi-
nurie consécutive qui donnait à la maladie une issue fatale.

« Il est donc à supposer qu'en produisant une inflammation légère de la muqueuse buccale et pharyngienne, par
l'administration du perchlorure de fer, on arrive à la
mettre dans des conditions telles qu'elle devient inapte à
fertiliser un germe pseudo-membraneux.

«Tel est, très-honoré confrère, l'exposé des faits que j'ai observés; je pense qu'ils sont assez concluants pour attirer l'attention des praticiens sur une médication qui est appelée à rendre de grands services.

«Je termine en vous priant d'agréer l'expression de mes sentiments respectueux.

«Signé, Dr RINCKENBACH.

«Schiltigheim, le 25 septembre 1868.»

«Strasbourg, le 18 octobre 1868.

«Très-honoré confrère,

«Vous pouvez enrégistrer un succès de plus de l'emploi du perchlorure de fer *intus* et *extra* dans un cas d'angine diphthéritique scarlatineuse chez une petite fille de quatre ans.

«Un frère plus jeune étant mort de la même maladie (place du Vieux-Marché-aux-Vins), l'enfant fut confié à sa grand'mère (rue de la Mésange).

«Au bout de huit jours, le 27 avril 1868, éclatèrent fièvre et angine.

«Dès le lendemain, l'amygdale gauche présentait une plaque blanche qui gagna le lendemain la luette, en même temps que l'éruption scarlatineuse se montrait, mais in-complètement.

«Le perchlorure de fer (*1 gramme pour 120 grammes*) à l'intérieur et en gargarisme n'empêche pas la diphthérite de gagner l'amygdale droite.

«La fièvre augmentant, l'éruption disparaissant, je

m'adjoignis M. Eug. Bœckel, professeur agrégé, avec lequel je fis, deux fois par jour, l'application sur l'arrière-gorge d'une solution de perchlorure avec moitié eau, au moyen d'une éponge portée par une baleine.

«Au bout de deux jours, l'état local parut s'améliorer, l'eschare se limiter; l'état général devint aussi meilleur.

«Les applications topiques furent interrompues, le médicament à l'intérieur et les gargarismes continués.

«L'alimentation devint réparatrice, et le 9 mai l'enfant entrait franchement en convalescence.

«La guérison complète ne s'est pas démentie.

«Votre dévoué,

«Dr P. Aronssohn, prof. agrégé. »

Résumons. — Dans ma clientèle personnelle j'ai eu, sur six malades atteints de diphthérite scarlatiheuse constatée, *cinq* guérisons sur *une* seule issue fatale.

Le seul cas de mort (l'enfant OErtel) s'est présenté, dès le premier jour, avec une aggravation de symptômes telle, que, selon mon avis, tout autre traitement eût dû échouer tout aussi bien que celui par le perchlorure de fer dilué.

Ce traitement, toutefois, a encore donné des preuves de son efficacité, en ce sens que les parties accessibles au médicament ont été débarrassées de leurs fausses membranes.

Il en est de même des deux cas de mort cités par le docteur Rinckenbach.

L'observation de gangrène bucco-pharyngo-laryngienne, concernant Berthe Linden, mérite toute l'attention des praticiens et parle hautement en faveur du perchlorure de fer dilué.

Ce qui m'a frappé dans ce cas d'observation, c'est la rapidité et l'intensité de l'effet produit par le principe infectieux, et le résultat obtenu.

La note du docteur Rinckenbach indique, d'une manière évidente, que c'est au traitement par le perchlorure de fer dilué qu'il faut donner la préférence quand il s'agit de diphthérite scarlatineuse.

Les affirmations du docteur Eugène Bœckel sont tout aussi précises.

Je passe à une autre série d'affections diphthéritiques, traitées par le perchlorure de fer dilué et dont la concomitance de la scarlatine n'est pas prouvée.

Je suis toutefois à me demander jusqu'à quel

point on peut délimiter l'influence d'une maladie
épidémique régnante sur des affections similaires.
D'autant plus que la scarlatine n'est pas toujours
conditionnée par l'éruption.

Quoi qu'il en soit, je rapporterai, dans cette partie de mon travail, les faits où l'infection scarlatineuse est sujette à caution.

DIPHTHÉRIES D'ORIGINE INCONNUE.

1° Le 22 mars dernier, le nommé Rith, âgé de
seize ans, d'une constitution bilieuse, élève du Ly-
cée, est pris de frissons auxquels succèdent une
chaleur intense, céphalalgie, douleurs vives à la
gorge, vomituritions, délire.

Appelé le 23, au matin, je constate que la peau
est rouge et brûlante, le pouls à 100, la déglutition difficile et la région laryngée très-sensible à
la pression extérieure; urines foncées et peu abon-
dantes. Le délire cessait par moments.

L'inspection de la bouche me fait voir aux amygdales quelques petits points lisérés de rouge : je
crois à l'éruption de la scarlatine et je prescris la
limonade stibiée.

Celle-ci produit quelques vomissements; mais au soir l'affection diphthéritique ayant fait des progrès, je prescris le perchlorure de fer dilué, à prendre par cuillerées à café, de deux en deux heures; de la glace sur la tête, de la limonade simple pour boisson et un lavement apéritif.

La nuit fut bonne; le matin les plaques avaient disparu, ainsi que l'angine, et de la scarlatine il n'y avait pas de traces.

Le malade s'est levé dans la soirée, a passé une nuit sans agitation et s'est remis à ses études le lendemain.

2° C'est le 15 avril que la dame F., sujet d'une de mes observations communiquées à la Société de médecine de Strasbourg, a été soumise au traitement du perchlorure de fer dilué.

Elle avait donné ses soins à un enfant de quatre ans, sa nièce, mort le 9 février dernier d'une diphthérite scarlatineuse, la veille du jour où, pour la première fois, j'avais songé à utiliser, dans cette affection, le perchlorure de fer à l'état dilué.

Cette dame aurait-elle gardé si longtemps le

germe de l'infection? La manipulation d'objets ayant appartenu à l'enfant lui aurait-elle communiqué le principe morbifique, plus de deux mois après la mort de l'enfant? Je le suppose: car des plaques blanches avaient existé au fond de la gorge et sur l'amygdale gauche.

3° **M. S.**, ancien pharmacien, de forte constitution et de complexion bilieuse, se plaint de lassitude, de fièvre, d'inappétence et de gêne dans la déglutition; mais ce qui le frappe surtout, c'est une coloration d'un brun foncé qui s'étend sur les deux tiers postérieurs de la langue.

Il avait fait usage, pendant quelques jours, de gargarismes alumineux et de chlorate de potasse, sans succès.

Le 13 mai dernier, M. S. me demande et je constate l'enduit noirâtre qui fait les soucis de mon client.

Connaissant ses habitudes, je lui demande s'il n'attribue pas cette coloration à quelque dépôt produit par la fumée du tabac; il m'affirme cependant que depuis une huitaine de jours il n'avait pas fumé.

Une inspection minutieuse me fait découvrir que toute la base de la langue est légèrement tuméfiée, et, qu'aussi loin que je puis voir, la coloration noire se poursuit et qu'elle s'étend sur les parties tonsillaires touchant la langue. Le voile du palais a sa coloration normale, ainsi que le fond de la gorge.

Je l'engage à continuer les gargarismes alumineux et à augmenter la dose du chlorate de potasse.

Trois jours se passent encore sans amener aucun changement.

Le 17, je lui prescris le perchlorure dilué, et dès le lendemain l'enduit avait passé au jaune brun; le 20, il avait complètement disparu.

Dans la mesure de ces modifications, la fièvre et la lassitude avaient diminué et l'appétit était revenu.

Le lendemain, M. S. est parti pour Bade; il en est revenu quinze jours après, très-bien portant.

C'était bien à une diphthérie localisée et passée à l'état de sphacèle que j'ai eu affaire dans ce cas-ci, et le perchlorure de fer dilué a opéré une détersion là où ni l'alun ni le chlorate de potasse n'avaient eu aucune prise.

4° Mlle Mathilde L., de constitution délicate, âgée de dix-neuf ans, sent, le 14 juin dernier, de vifs picotements dans l'arrière-bouche.

Appelé le lendemain, je constate deux plaques diphthéritiques assez étendues, l'une sur lé pilier palatin gauche, l'autre sur le voile du palais. Ces plaques sont d'un blanc sale et bordées comme par un feston capricieux de rebords rouges et luisants.

Je prescris le perchlorure dilué, tant en badigeonnage qu'à l'intérieur. Trois jours après, la malade était guérie.

5° Léon Renn, l'enfant qui, le premier, a provoqué dans ma pratique l'emploi du perchlorure dilué, est pris, le 11 juin, d'une affection scorbutique qui se manifeste par quelques plaques violacées sur diverses parties du corps, par du gonflement des lèvres et des gencives, et par une salivation forte et sanguinolente, de mauvaise odeur.

La langue est parsemée de papules blanches de caractère diphthéritique , ainsi que le voile du palais.

Je prescris le perchlorure dilué et le sirop antiscorbutique.

La tuméfaction et la gerçure des lèvres empêchant l'alimentation par des substances solides, je fais nourrir l'enfant avec de bons bouillons coupés de vin , du café noir et du jus de cerises fraîches.

A l'aide de ce traitement, la situation de l'enfant s'est modifiée promptement, et le quatrième jour on pouvait donner de petits morceaux de viande rôtie et des cerises énucléées. De ce jour aussi j'ai supprimé le perchlorure de fer et le sirop antiscorbutique, que j'ai remplacé par du sirop d'iodure de fer.

J'ai revu l'enfant, il y a quelques jours; il est très-fort et très-bien portant.

6° Berthe Beeh, âgée de neuf mois, est prise, le 22 juin , d'une forte toux accompagnée de fièvre; de gros râles muqueux se font entendre au haut du tube aérien. L'auscultation indique une légère bronchite à gauche.

Le sirop d'ipéca et un cataplasme sinapisé produisent un soulagement de quelques heures.

Le 23, potion kermétisée.

Le 24, je constate que la bronchite avait disparu, mais les râles dans la gorge avaient augmenté et la respiration était pénible au point que l'enfant, par des mouvements convulsifs des bras, semblait vouloir attirer l'air qui lui manquait.

C'est alors que je lui prescrivis le perchlorure dilué, une cuillerée à café de trois heures en trois heures.

Après la première prise du médicament, l'enfant a rejeté une notable quantité de mucosités jaunâtres et coagulées. La respiration devint plus libre et j'ai pu supprimer le perchlorure de fer le lendemain au soir.

Une diarrhée qui est survenue a cédé à l'emploi du magistère de bismuth.

Je n'ai pas pu inspecter le fond de la gorge, j'ignore donc s'il y a eu des fausses membranes ; mais les accès de suffocation me font admettre qu'il y a eu une diphthérite pultacée, qui, sans l'intervention du perchlorure, aurait fait mourir l'enfant par asphyxie [1].

7° Mlle Louise N., âgée de vingt-deux ans, d'une constitution délicate, avait eu, à plusieurs reprises, des aphthes muqueux sur la langue et sur les bords intérieurs des lèvres. Les gargarismes alumineux et quelques verres d'eau de Sedlitz suffisaient pour enrayer le mal pendant quelques mois.

Le 11 juillet dernier, j'ai été appelé près d'elle, et j'ai pu constater, sur la voûte palatine, deux ulcérations recouvertes d'une fausse membrane blanche et bordées d'un bourrelet rouge; plusieurs plaques muqueuses se trouvaient sur les gencives et sur les parois de la bouche.

[1] Cet enfant m'est présenté de nouveau le 14 octobre. Ses parents sont inquiétés par une salivation outrée dont il est affecté.

Je vois, en effet, que ses gencives sont tuméfiées et que leur gonflement ne peut être attribué à la dentition. La salive, en outre, était opaque et de mauvaise odeur, semblable à celle que l'on observe dans le scorbut.

Je lui donne le perchlorure dilué : 1 gramme sur 30; à prendre quatre cuillerées à café par jour.

Deux jours de traitement ont suffi à sa guérison.

J'ai détaché l'une des fausses membranes du palais ; le fond était rouge-pâle.

J'ai prescrit un vomitif et le perchlorure de fer dilué à l'intérieur et en topique. Au bout de trois jours, la bouche était saine.

J'ai ordonné les pilules de Vallet et les amers, à prendre pendant le cours de l'été.

8° Julie Baumann, vingt ans, de forte constitution, est prise, le 26 juillet, de fièvre, d'un abattement extrême et de défaillances.

Le 27, au matin, je la vois quelques minutes après une attaque de convulsions, qui s'était produite pour la première fois dans la vie de la malade.

La face est pâle, la fièvre nulle, mais le bas de la figure et les lèvres sont enflés.

La malade se plaint de maux de tête et de mal de gorge et d'une faiblesse extrême. L'amygdale gauche est sensible au toucher extérieur. Le fond de la gorge est rouge, et je vois, sur l'amygdale gauche, une plaque diphthéritique d'un centimètre de haut sur trois millimètres de largeur. La voix est claire, la déglutition douloureuse.

Je prescris le perchlorure dilué, à prendre de deux heures en deux heures, par cuillerées à café.

La fièvre n'a pas reparu, les forces sont revenues peu à peu, le mal de gorge a disparu et le 31, la fille Baumann, qui est domestique chez mon tailleur, a repris son ouvrage.

9° Rosalie Ripp, dix-huit ans, de forte constitution et de complexion lymphatique, cuisinière, place Kléber, 25, se plaint de mal de gorge, de frissons alternant avec de la chaleur, de lassitude et d'inappétence, et ne peut avaler que du liquide, non sans de vives douleurs.

Appelé près d'elle, le 20 octobre, je lui trouve la face décolorée, bouffie. Les glandes sous-maxillaires et cervicales du côté gauche sont enflées et douloureuses au toucher; cette sensation s'étend jusqu'au-dessous du larynx.

Voix non altérée.

Le pouls est lent et peu résistant à la pression.

La malade accuse des vertiges et des maux de tête.

La langue est blanche; l'isthme du gosier, la

luette et le fond de la gorge sont d'un rouge sombre et parsemés de granulations saillantes et plus vives de couleur.

Une petite plaque diphthéritique se trouve sur le pilier palatin gauche, une autre sur la face interne de la joue.

Je prescris :

Perchlorure de fer liquide,   2 grammes,
Eau distillée,   40   »

à prendre quatre fois par jour une demi-cuillerée à bouche.

J'ai revu la malade le 21 et le 22 ; il n'y avait que peu d'amélioration dans son état.

Le 23, cependant, les plaques diphthéritiques n'existaient plus ; le mal de gorge était nul ; le fond de la cavité buccale était lisse et d'une coloration normale.

L'œdème de la face était moindre, et une légère teinte rosée sur les joues donnait à cette jeune fille une apparence de santé, qu'au dire de ses maîtres elle n'avait plus eue depuis quelques semaines.

L'appétit étant revenu, je lui ai conseillé de manger de la viande rôtie et de boire un verre de vin à chaque repas, d'autant plus que ce jour-là elle a repris son travail habituel.

Je lui ai ordonné, en outre, six pilules de Vallet par jour, à prendre pendant deux ou trois mois.

Avant de clore cette série d'observations, je reviens à celle notée sous le n° 5 (enfant Renn), pour justifier la place que je lui ai donnée.

Je la classe dans les diphthérites non scarlatineuses, quoique dans la première maladie de l'enfant, qui s'était déclarée le 3 février, j'eusse cru être en droit d'attribuer la diphthérite au mal dont avaient été atteintes ses sœurs : la scarlatine.

Mais la scarlatine elle-même n'est-elle pas une diphthérie? la rougeole, la variole et leurs congénères ne le sont-elles pas?

Infections venant du dehors, se développant sur les muqueuses internes, pour de là fructifier sur la surface du corps, en tant que celle-ci soit bien disposée : humidité et chaleur. Voilà ce qui se passe d'ordinaire dans l'évolution de ces maladies.

Si l'on admet cette théorie, le traitement par les éméto-cathartiques et les rafraîchissants est parfaitement justifié :

Je donne les uns pour expulser les germes, les autres pour en gêner le développement et la fructification.

Mais ce n'est pas ici la place pour traiter cette question importante. Je la réserve pour une autre occasion.

Revenons à l'observation n° 5.

Dans ce cas particulier, l'apparition du scorbut, ou si l'on veut, du purpura, est à considérer comme épiphénomène, tandis qu'une infection profonde, diathésique, a reproduit les signes de l'affection première : les ulcérations diphthéritiques.

Il y a plus: au commencement du mois d'août, quoique l'enfant continuât à bien manger, à ne pas paraître souffrant, et à se bien développer, de nouvelles plaques diphthéritiques s'étaient déclarées au fond de la gorge.

Sa mère, sans me consulter, et tout en lui continuant le sirop d'iodure de fer, lui a fait prendre du perchlorure dilué pendant trois jours, au bout desquels on ne voyait plus rien.

La diphthérite était constitutionnelle.

CROUP SIMPLE.

J'arrive à *l'angine couenneuse sporadique* (angine laryngo - trachéenne pseudo - membraneuse : *croup.*)

Les observations que j'ai pu recueillir sur l'efficacité du perchlorure dilué dans le traitement de cette affection sont peu nombreuses jusqu'ici; un nosologiste rigoureux trouverait peut-être moyen de critiquer mon diagnostic, et rangerait l'un ou l'autre des cas présentés parmi les angines non dangereuses.

Pour mon compte, après trente-cinq ans de pratique médicale, je suis d'avis que, pour qu'un croup soit admis comme tel, il ne faut pas absolument qu'il se termine par la trachéotomie ou par la mort. Car, dans cette affection, comme dans beaucoup d'autres, une médication raisonnée, appliquée à temps, peut prévenir son évolution dangereuse.

1° Dans cette catégorie je range l'observation du 13 mars, relatée dans ma communication à la Société de médecine de Strasbourg.

J'y admets également les faits suivants :

2° Marie Schlosser, âgée de sept ans, fille d'un contre-maître de M. Kampmann, au Neuhof, est prise, dans la nuit du 15 avril dernier, d'une toux violente.

La mère lui donne l'émétique, qu'elle tenait en réserve à la maison.

Plusieurs vomissements se produisent et paraissent soulager la malade. Cependant la toux, amoindrie pendant quelques heures, revient plus forte qu'auparavant et donne, par ses sifflements aigus, de vives inquiétudes aux parents de l'enfant.

J'ai vu la malade à trois heures du soir ; je l'ai entendue tousser de la toux caractéristique du croup, et l'inspection m'a fait voir le fond de la gorge rouge et sec.

Les vomissements, cependant, n'ont pas amené de fausses membranes.

J'ai prescrit le perchlorure dilué, et le lendemain

l'enfant était convalescent. Un looch blanc a fait
le reste.

3° Louis Kayser, âgé de onze mois, de faible
constitution, demeurant avec ses parents au jardin
Baldner, avait pris, dans la matinée du 2 juin dernier, sur l'avis d'un pharmacien, du sirop d'ipéca ;
celui-ci n'ayant pas produit d'effet, on lui donne
cinq centigrammes d'émétique. Point de vomissements.

L'enfant, selon la déclaration des parents, était
atteint de croup.

J'ai vu cet l'enfant à trois heures du soir et j'ai pu
entendre la toux qui, d'ordinaire, se produit dans
l'angine couenneuse.

Les vomitifs n'ayant fait aucun effet, je n'ai pas
pu constater l'existence de fausses membranes;
l'inspection de l'arrière-gorge m'a été impossible.

J'ai prescrit le perchlorure de fer dilué.

Un vomissement est résulté de la première cuillerée à café du médicament et a amené, selon le
dire des parents, une certaine quantité de glaires
jaunâtres et comme caséeuses.

On a continué le médicament, une cuillerée à café de trois heures en trois heures et, à ma visite du lendemain, l'enfant prenait son biberon comme auparavant, et ne toussait qu'à de rares intervalles. Cette toux était grasse et n'avait plus aucun caractère de celle de l'angine.

J'ai revu cet enfant le 10 juin; il se portait bien.

4° Louis Zæpffel, âgé de quatre ans et demi, fils du commissaire de surveillance au chemin de fer, station d'Austerlitz, se plaint de maux de gorge, et tousse de cette toux stridente que les parents, dans leur anxiété, prennent pour l'effet du croup.

J'ai vu l'enfant à huit heures du matin et j'ai diagnostiqué une laryngite striduleuse.

Perchlorure de fer dilué, quatre cuillerées à café jusqu'au soir.

Le lendemain, l'enfant, que sa mère ne pouvait retenir, courait sur la route. La toux avait cessé; l'enfant se portait bien.

Dans ces trois derniers cas, l'existence du croup n'est pas rigoureusement démontrée; mais qui peut répondre que l'affection, en progressant, n'eût pas donné lieu à la formation d'exsudats dangereux?

Voici un fait recueilli dans la pratique du docteur Zeyssolff, et que cet ami a bien voulu me communiquer :

« Au mois de mars, M. S., âgée de six ans, est atteinte de croup bien caractérisé : les trois premiers jours on a recours aux moyens ordinaires ; sangsues, tartre stibié, ipéca, mais sans succès.

« L'enfant commence à faiblir ; la maladie fait des progrès et s'étend peu à peu vers les bronches et ses dernières ramifications.

« Craignant de trop l'affaiblir par la continuation des vomitifs, on eut recours au perchlorure de fer, qu'on lui administra par cuillerées, d'heure en heure (1 gramme de perchlorure de fer sur 100 grammes d'eau), et on continua durant huit jours avec cette solution.

« Pendant ce temps, la position de l'enfant s'améliora considérablement ; tous les râles disparurent peu à peu, pour faire place au bruit respiratoire normal.

« Au bout de dix à douze jours on put considérer l'enfant comme hors de tout danger. »

Dans ces divers cas, l'action du médicament a dû se faire par contiguité; car le perchlorure n'a pu pénétrer ni dans le larynx ni dans la trachée.

Il doit en être différemment si, au moyen du pulvérisateur, on le fait arriver dans l'intérieur même de ces organes.

J'ai expérimenté cette forme d'administration du perchlorure dilué, au moyen de l'appareil de M. Sales-Giron, le 18 avril dernier, sur la personne du sieur Erhardt, maître d'hôtel au *Cerf*. Le résultat a été nul; car le malade, sur lequel j'avais essayé cette médication, était à la dernière période d'une phthisie laryngée : la glotte n'existait plus. Le malade est mort le 21 mai.

J'ai employé ce même procédé le 6 juin, sur la nommée Madeleine Strauch, servante, atteinte depuis six semaines d'une aphonie complète.

Au bout de trois jours, il y avait une amélioration marquée et, au dixième jour, la voix avait repris son timbre normal.

Le sieur G., fabricant de carton, atteint depuis plusieurs années de laryngite chronique, a fait une saison à Ems, en 1866. En 1867, je l'avais envoyé à Wolfach, établissement balnéaire aux bourgeons de sapin. Il en est revenu assez satisfait; car une affection rhumatismale, qui avait son siége dans la région dorso-lombaire, n'a plus reparu, et une toux nerveuse, qui l'avait fatigué beaucoup, a cédé également aux vapeurs résineuses dont il avait fait usage dans cet établissement.

Le 8 juillet dernier, le sieur G. est venu me demander à quelle station de bains il devait aller cette année-ci, me disant que, sauf l'irritation permanente qu'il éprouve dans la gorge, il se sentirait assez bien.

J'inspecte sa gorge, je trouve le pharynx toujours irrité; la glotte est parsemée de quelques points saillants, blanchâtres.

Le malade avait fait usage du pulvérisateur de M. Sales-Giron, et avait fait des inhalations avec de l'eau tenant en dissolution du sel de cuisine, plus tard de l'alun, et en dernier lieu du chlorate de potasse.

Ces divers médicaments n'ont produit aucun effet.

Je lui ai conseillé de faire des inhalations avec le perchlorure de fer dilué.

Le sieur G. est venu me voir le 8 août, pour me dire qu'il se sent beaucoup mieux et que, si c'était mon avis, il partirait le lendemain pour Wolfach. L'inspection m'a fait voir que le malade ne s'était pas trompé.

Le 10 juillet, Mme veuve Erhardt est prise d'une forte angine pharyngo-laryngée ; la déglutition est douloureuse et la voix complètement éteinte. Elle a de la fièvre et de la céphalalgie.

Je lui fais faire des inhalations avec le perchlorure dilué, et au bout de cinq jours la malade est guérie.

ANGINES DIVERSES.

Après cette digression sur l'emploi du perchlorure de fer dilué et pulvérisé, emploi que je crois appelé à rendre d'éminents services dans les affections du tube aérien, je passe à une dernière série d'affections, où le perchlorure de fer dilué, pris à l'intérieur, m'a donné en général d'excellents résultats : ce sont les *angines sans apparition d'exsudats membraneux.*

Ces affections, que je traitais antérieurement par les vomitifs, par les dérivatifs sur le tube intestinal, souvent par des révulsifs et presque toujours par des gargarismes, je les traite aujourd'hui par le perchlorure de fer dilué et au très-grand avantage de mes clients. Car, d'un côté, la médication par ce dernier agent est moins désagréable ; d'un autre côté, la durée de la maladie est abrégée ; et enfin, dans plusieurs cas d'angine, ayant duré des mois, des années, j'ai eu des succès réels avec le perchlorure dilué, là où le traitement antérieur avait échoué.

Je relaterai ces observations d'une manière sommaire, et par ordre de date :

17 février 1868. La veuve K., phthisie pulmonaire, laryngite ulcéreuse ; résultat peu sensible.

16 mars. M. Heigel, sculpteur sur bois, angine chronique (datant de trois ans) ; cinq jours de traitement : guérison.

28 avril. Mme R., angine laryngo-pharyngée; trois jours de traitement: guérison.

29 avril. Hoslin, quatre ans, du Neuhof, angine tonsillaire : guérison du jour au lendemain.

30 avril. Mlle J. S., angine pharyngo-laryngée, datant de quatre jours.

La première dose, prise le matin, lui donne quelques envies de rendre; à la seconde cuillerée, prise le soir, elle a senti comme un objet qui lui aurait râclé la gorge, et l'angine était passée.

11 mai. M. R., angine tonsillaire avec enrouement. Deux jours de traitement: guérison.

13 mai. Mme S., de Saverne, angine pharyngo-laryngée, datant de deux ans et revenant à peu près tous les mois, avec accompagnement de toux et de fièvre.

Perchlorure de fer dilué, 4 cuillerées à café par jour. Deux jours de traitement.

Je l'ai revue le 8 août; elle affirme que depuis

l'époque du 15 mai elle n'a plus eu ni toux, ni fièvre, ni angine.

15 mai. Mme R., rue des Orfévres, 22, atteinte d'angine pharyngo-laryngée, prend du perchlorure dilué que sa belle-sœur lui avait cédé. Elle est guérie du jour au lendemain.

20 mai. Michel Liermann, du Neuhof, seize ans, angine tonsillaire avec plaques muqueuses sur l'amygdale gauche; deux jours de traitement: guérison.

20 mai. Veuve Ulrich, du Neuhof, angine tonsillaire avec enrouement; deux jours de traitement: guérison.

20 mai. George Didlot, du Neuhof, vingt-six ans, angine tonsillaire avec enrouement; deux jours de traitement: guérison.

23 mai. Émile Besson, sept ans, angine tonsillaire, aphonie; trois jours de traitement: guérison.

25 mai. Mme L., angine chronique (quinze mois).
Cinq jours de traitement : guérison.

25 mai. Aimée Mancel, quarante ans, femme de
chambre, place Kléber, 25, souffre depuis quelques
jours de maux de gorge et se plaint surtout de ce
qu'un objet, qu'elle compare à une peau, monte et
descend dans sa gorge à chaque mouvement qu'elle
fait pour respirer.

L'examen ne me fait voir qu'une rougeur
sombre et intense de l'isthme du gosier et du
pharynx. De la peau, qu'elle accuse, je ne vois
rien, car je ne l'ai pas examinée au speculum.

Je lui donne le perchlorure dilué. Au bout de trois
jours de traitement, elle m'a déclaré ne plus sentir
aucun mal ni aucune gêne dans la gorge.

27 mai. Caroline Iller, du Neuhof, vingt ans,
enrouement chronique ; cinq jours de traitement :
guérison.

2 juin. Caroline Heydinger, treize ans, angine
tonsillaire ; deux jours de traitement : guérison.

25 juin. Une dame logeant à l'hôtel de l'*Ours noir*, n°. 19; angine tonsillaire: guérison du jour au lendemain.

12 juillet. Théodore Nussbaum, cinq ans, angine tonsillaire, fièvre intense : guérison du soir au matin.

20 juillet. George Mayerhœfer, brasseur, angine tonsillaire recidivée, aphthes. Cinq jours de traitement: guérison. J'ai conseillé à ce jeune homme l'usage du tannin, pour prévenir les amygdalites dont il souffre depuis des années.

4 août. Mme K., place du Corbeau, 2, souffre depuis trois jours de maux de gorge, de fièvre et de céphalalgie.

Je constate que les piliers du voile du palais, le pharynx et l'amygdale gauche sont d'un rouge sombre, teinté par un grand nombre de granulations jaunâtres. Sur le pilier palatin droit se trouve une plaque d'un gris sale, qu'au toucher mon doigt a enlevée. Le tissu, ainsi dénudé, était rouge-clair.

L'amygdale gauche était gonflée et sensible au toucher extérieur.

Je prescris le perchlorure dilué, à prendre par cuillerées à café de trois heures en trois heures.

La malade s'était si bien trouvée de cette médication que, le 7, elle a fait son marché, a fait quelques visites en ville et, se croyant guérie, n'a plus pris son médicament.

Le 9, je lui ai fait reprendre le perchlorure, parce que le mal avait reparu. J'ai revu cette dame le 11 ; il y avait encore un peu de rougeur dans l'arrière-bouche, mais plus de douleur. Je l'ai engagée à continuer le médicament pendant deux ou trois jours encore, d'autant plus qu'elle ne le prenait pas avec déplaisir.

5 août. M. G., pasteur à D., quarante-deux ans, pharyngite chronique.

Il avait fait, d'après mes conseils, une saison à Badenweiler en 1865, une à Gais, en 1866, et une autre à Ems, en 1867 ; mais il n'était pas guéri.

Il me demande des conseils pour sa femme et en même temps pour lui.

Je lui prescris le perchlorure de fer dilué.

J'ai revu ce client le 13 septembre.

Il m'a dit qu'il avait pris deux cuillerées du médicament et que depuis il ne sent plus rien de son mal.

Un de ses enfants étant pris, dans ces derniers jours, d'une forte toux avec enrouement, il lui a donné une cuillerée à café de sa potion, et l'enfant était guéri.

M. Bœhm[1], soixante ans, vient me consulter le 12 août. Il expose que, depuis cinq jours, il souffre d'un mal de gorge violent, qu'il est abattu et ne peut plus avaler que des aliments liquides; ceux-ci même lui occasionnent, à leur passage, beaucoup de douleur. La voix est éteinte.

A l'inspection, je constate une coloration rouge-sombre des piliers de la voûte palatine; le pharynx a la même teinte, mais il est parsemé de granulations plus ou moins étendues et saillantes; elles

---

[1] M. Bœhm est le chef de la famille où, en novembre 1867, j'ai obvervé les six cas de scarlatine; lui-même n'était pas malade à cette époque.

sont jaunes au centre sur une aréole rouge-vif. Plusieurs de ces granulations sont réunies et limitées par une même aréole, et présentent ainsi une surface de cinq millimètres de diamètre qui a l'aspect d'une phlyctène près de s'abcéder. Cette agglomération se trouve placée très-bas et ne se voit que lorsqu'on déprime fortement la langue.

Le toucher extérieur du larynx est douloureux. Angine herpétique.

Perchlorure de fer dilué, une cuillerée à café de trois heures en trois heures.

M. Bœhm vient me voir le lendemain et me dit qu'il a mangé, sans aucune douleur, un potage et de la viande rôtie.

Le fond de la gorge est d'un rouge moins sombre; les granulations sont moins saillantes et rosées; l'agglomération phlycténoïde est recouverte d'une pellicule blanche et plissée; la voix toujours éteinte et le toucher du larynx toujours sensible.

Je fais continuer le perchlorure de fer dilué.

J'ai rencontré M. Bœhm le 18; il m'affirme que, dès le 14, son mal de gorge avait disparu complètement; la voix seule lui avait fait défaut jusqu'au

15 au soir. Elle est claire maintenant et sonore comme auparavant.

14 septembre. Mme B., trente-quatre ans, belle constitution, est affectée, depuis deux ans, d'une angine tonsillaire alternant d'un côté à l'autre, et se reproduisant à des intervalles qui n'excèdent pas trois semaines.

Elle avait fait usage, sur l'avis de plusieurs médecins, de sangsues, de gargarismes, d'insufflations et d'autres moyens, sans résultat sensible.

Je lui prescris le badigeonnage avec la solution alcoolique de tannin.

Elle revient le 16. La glande qui avait été soumise au badigeonnage s'était resserrée; mais l'autre était tuméfiée et couverte de plaques muqueuses.

Je lui prescris le perchlorure de fer dilué, à l'intérieur et en gargarisme, à répéter l'un et l'autre plusieurs fois dans la journée.

Elle était guérie au bout de trois jours.

Le 15 octobre, elle est venue me remercier et m'a dit ne plus rien avoir ressenti de son affection.

Je lui ai conseillé de faire usage du médicament de temps en temps, pour prévenir une rechute.

Augusta W., treize ans, de puissante constitution, avait été atteinte de scarlatine au mois de janvier dernier.

Aucune complication n'avait aggravé la maladie; la convalescence avait été rapide et paraissait complète.

Le 18 octobre, de la céphalalgie, des frissons et des maux de gorge ont sollicité mon ministère.

L'inspection de la cavité buccale m'a fait voir de la rougeur au fond de l'arrière-bouche, des granulations jaunâtres sur les amygdales et sur la luette. La glande sous-maxillaire gauche était gonflée, ainsi que les glandes cervicales.

Je lui donne le perchlorure dilué et 15 grammes de sel amer, à continuer pendant plusieurs jours.

Le 23, la malade est retournée à son école.

MUGUET.

Le 4 octobre, Marie Claudy, âgée de sept mois, refuse le sein et toute autre nourriture. Elle a la

voix enrhumée, et tousse, dans l'intervalle des
accès de coqueluche dont elle est atteinte, d'une
toux rauque et fatigante. Ses cris sont faibles et
enroués.

L'inspection de la bouche me fait constater un
muguet bien caractérisé : la langue et les gencives
sont parsemées de papules blanches sans nombre ;
le voile du palais est tout couvert de ces papules,
à tel point qu'il n'y a presque aucun intervalle
entre les plaques muqueuses qui le recouvrent.

Je lui donne :

Perchlorure de fer liquide,   1 gramme,

Eau distillée,   30   »

à prendre une cuillerée à café de trois heures en
trois heures.

Le 5 octobre, la langue est rosée ; l'enfant reprend
le sein et mange sa bouillie comme auparavant.

Les accès de la coqueluche sont moins rap-
prochés.

Marie-Louise Renn, âgée de *onze jours*, a la
langue, les gencives et presque toute la bouche
envahies par le muguet.

L'enfant jette des cris perçants toutes les fois qu'il se met à téter et ne dort que par de courts intervalles. Huit à dix selles verdâtres dans les vingt-quatre heures.

La mère porte, plusieurs fois par jour, un linge trempé dans de l'eau vinaigrée ou recouvert de sucre pilé, sur les parties malades, les frotte pour enlever les vésicules ; mais elle ne réussit qu'imparfaitement, et le lendemain le muguet est plus étendu qu'il ne l'avait été la veille.

Appelé près de cet enfant, le 14 novembre (il avait alors quinze jours), j'ai constaté que le muguet recouvrait presque la totalité de la langue, des gencives et de la cavité buccale et pharyngée. Les vésicules étaient d'un blanc grisâtre ; elles étaient rapprochées au point de ne laisser que de rares espaces, où la muqueuse apparaissait avec une coloration d'un rouge intense.

J'ai prescrit le perchlorure dilué : 1 sur 30, à en faire prendre six cuillerées à café dans les vingt-quatre heures, et à en badigeonner la bouche plusieurs fois dans la journée.

Les vésicules se sont crispées et rétrécies sur

elles-mêmes, et elle se laissaient enlever en masse lorsqu'on passait dessus avec un linge mouillé.

Cependant elles reparaissaient le lendemain, mais bien moins nombreuses, et ce n'est que le 22 qu'on n'en vit plus revenir.

Dès le lendemain de l'emploi du remède, l'enfant a repris le sein avec plaisir ; il a eu de bonnes nuits et la diarrhée a cessé le 20 novembre.

J'ai ordonné de continuer, pendant plusieurs jours encore, le perchlorure dilué pour prévenir une rechute.

Cette observation, en dehors de son intérêt spécial, prouve que le perchlorure de fer dilué peut être administré à des enfants de l'âge le plus tendre, et que la complication de diarrhée n'est pas une contre-indication à son emploi.

FIÈVRE TYPHOÏDE.

L'observation qui suit m'a intéressé à deux points de vue différents : elle m'a donné, en premier lieu, l'occasion d'employer le perchlorure dilué dans des conditions en dehors de celles qui sont indiquées par l'hémorrhagie intestinale ; en second

lieu, la filiation des phénomènes pathologiques,
observés depuis l'espace de neuf à dix mois chez la
malade, sujet de cette observation, m'a conduit à
des appréciations divergentes de celles qui sont le
plus généralement admises sur la pathogénie de la
fièvre typhoïde.

Je m'abstiens de conclure de ce fait isolé, mais
je crois de mon devoir de le livrer à l'attention de
mes confrères.

Mlle A. W., dont il a été question à la p. 84,
s'était très-bien portée jusqu'au 4 novembre courant.

Ce jour-là, des frissons alternant avec de la chaleur, des maux de tête, des envies de rendre et
une prostration générale ont provoqué ma visite.

Je trouve la malade couchée; elle a la face très-
rouge, la peau sèche et brûlante, et accuse de forts
maux de tête et un peu de gêne dans la déglutition.
Elle ne peut se dresser dans son lit sans éprouver
de légères défaillances et des envies de vomir.

Le pouls est très-fréquent et régulier.

La langue est blanche et humide, le ventre légèrement météorisé, et, à la pression sur la fosse iliaque gauche, la malade sent une légère douleur. Il y a un peu de diarrhée et les urines sont troubles et foncées.

Je déclare la malade atteinte de fièvre muqueuse et je prescris de la limonade simple pour boisson, deux demi-lavements avec une décoction de graine de lin et des compresses froides sur la tête.

Pour le lendemain matin, 15 gr. de sel amer.

Cette médication, continuée pendant quatre jours, ne modifie l'état de la malade qu'en tant que le mal de tête diminue et que la chaleur de la peau est moins intense. Le pouls faiblit sans varier sous le rapport de la fréquence.

Le 9, je supprime le sel amer, et je fais continuer la limonade alternativement avec de l'eau fraîchement pompée.

La diarrhée continue, le ventre est ballonné plus fortement, et la fosse iliaque gauche est plus sensible au toucher. Épistaxis peu important.

La soif est intense, et des accès de toux me font un devoir d'examiner à nouveau les organes de la respiration. Je n'y trouve rien d'anormal.

L'inspection de l'arrière-bouche me fait toutefois voir une coloration rouge-foncée du pharynx. En outre, la gêne dans la déglutition persiste.

Le 10, on me rapporte que la nuit avait été très-agitée, que la malade délirait, qu'elle n'avait pas uriné depuis douze heures, et qu'elle avait des ténesmes qui lui faisaient réclamer à tout instant le vase de nuit.

Des bourdonnements dans l'oreille droite l'avaient en outre incommodée pendant une partie de la nuit. Saignement du nez.

Une douleur plus vive se manifeste dans la gorge, et la soif ne diminue pas.

Je fais donner une infusion de guimauve pour boisson et continuer les petits lavements ; j'ordonne en outre de frictionner le bas-ventre avec de la pommade camphrée et d'y poser un cataplasme de farine de graine de lin.

La malade a rendu près d'un demi-litre d'urine foncée et trouble.

Un peu de toux persistait, et, dans un de ces accès, la malade a rejeté un caillot de sang pâle entremêlé de pus.

De ce moment elle a senti que la gorge était dé-
barrassée, mais elle toussait comme auparavant.

Rien n'est changé dans la médication; cependant, pour soutenir ses forces, je fais donner deux
bouillons gras à la malade.

La nuit fut agitée comme la précédente; la diarrhée et les ténesmes ne diminuaient pas; le ventre
continuait à être ballonné et douloureux; les urines
ne partaient qu'à la suite d'un cataplasme bien
chaud. La fièvre cependant était moins ardente et
le mal de tête devenait plus supportable.

Le 11 et le 12, même état et même traitement.

Le 13, un nouveau crachat sanguino-purulent
se produit. J'examine de nouveau les poumons, et
je n'y trouve rien qui pût indiquer que ce crachat
provienne de là.

Une ulcération de nature diphthéritique s'étant
produite dans le pharynx, l'idée qu'elle pourrait
bien avoir des représentants de même essence dans
l'estomac et dans les intestins, trouvait chez moi
d'autant plus de créance, que, depuis des années,
j'avais recherché des faits positifs pour confirmer
mon opinion; à savoir : que la fièvre typhoïde et

les autres affections diphthéritiques étaient d'origine commune.

Aussi cette observation est pour moi le premier jalon dans cette nouvelle voie d'investigations.

En effet, en nous portant en arrière, nous trouvons notre malade, en janvier 1868, atteinte de scarlatine sans complications graves; le 18 octobre suivant, d'angine avec granulations, sans apparence de fausses membranes; enfin, le 4 novembre, de fièvre typhoïde, où, dès le début, une légère angine s'était manifestée. Celle-ci était produite par une ulcération de la muqueuse du pharynx ou de l'œsophage.

Les vomituritions ne pouvaient-elles pas provenir d'une cause semblable? et enfin les troubles dans le canal intestinal et dans la vessie, symptômes presque constants de la fièvre typhoïde, faut-il les chercher au loin, quand des indications vous mettent à même de toucher du doigt la cause première de toute cette série d'évolutions morbides?

J'ai prescrit ce jour-là le perchlorure de fer dilué : 2 grammes sur 40 d'eau distillée.

Le toux a diminué du jour au lendemain, pour

cesser complètement le 15. Les selles étaient moins nombreuses et tenaient en suspension de petites concrétions ressemblant au marc de café. Le ventre s'est affaissé; le 16, les douleurs n'existaient plus, les urines étaient claires et se produisaient assez régulièrement. Le mal de tête a disparu, la gêne dans la déglutition également; la fièvre a cessé et les nuits ont été tranquilles et réparatrices.

La malade, qui depuis quelques jours mange les petits plats que je lui accorde, a bonne mine; mais il lui faut des lavements pour obtenir des garde-robes.

Un de ces lavements est parti sans produire le résultat désiré, mais sur le liquide nageaient quelques débris de fausses membranes, ayant beaucoup de ressemblance avec la pellicule qui se produit sur le lait bouilli.

Je lui ai ordonné aujourd'hui de se lever, pensent que la circulation dans la chambre pourrait lui épargner ce dernier remède.

Strasbourg, le 22 novembre 1868.

Ici s'arrètent mes observations.

Elles pourraient être bien plus nombreuses ; car beaucoup de mes confrères m'avaient promis d'expérimenter le *perchlorure dilué* dans les diverses angines qu'ils auraient à traiter, et de me faire parvenir les résultats obtenus : il y en a fort peu qu aient tenu cette dernière promesse.

Quoi qu'il en soit, cette méthode est entrée dans la pratique usuelle de la plupart des médecins de notre ville, peut-être aussi dans celle de mes confrères du dehors, qui ont lu la *Gazette médicale de Strasbourg* du 25 mai 1868, et je suis heureux, d'avoir appelé l'attention des praticiens sur un médicament qui, selon moi, est à compter parmi les plus précieux que peut offrir le nombre vertigineux des agents thérapeutiques : *le perchlorure de fer liquide.*

Le cadre restreint que j'ai donné à ce travail ne me permet pas de parler de l'emploi de ce médicament comme hémostatique : tout le monde en a apprécié depuis longtemps les effets heureux tant à l'intérieur qu'extérieurement. Son emploi comme stimulant dans les cachexies internes ou externes n'entre pas non plus dans ce cadre, et je me bornerai à formuler mes conclusions sur l'emploi du *perchlorure de fer liquide* dans les seules affections relatées dans ma communication, faite à la Société de médecine de Strasbourg, dans sa séance du 16 avril 1868.

CONCLUSIONS.

1° *Le perchlorure de fer liquide concentré* est l'unique remède qui agisse avec un succès infaillible, et d'ordinaire du jour au lendemain, contre les engelures.

Il est appelé à guérir les effets du froid produits dans les contrées septentrionales et pendant les campagnes d'hiver.

2° Employé comme *caustique* dans les affections pseudo-membraneuses, le *perchlorure de fer liquide concentré* est à préférer à tout autre agent similaire.

3° A *l'état dilué*, le perchlorure de fer déterge et guérit les ulcérations diphthéritiques.

4° A *l'état dilué*, le perchlorure de fer, pris à l'intérieur, détruit les fausses membranes diphthéritiques scarlatineuses.

Son effet, dans la grande majorité des cas, est suivi de la guérison du malade.

La gangrène même, de la cavité bucco-pharyngienne, peut être guérie par ce médicament.

5° *Le perchlorure de fer dilué* est à préférer à

tout autre moyen dans le traitement de la diphté-
rite non scarlatineuse.

6° *Le perchlorure de fer dilué,* pris à l'intérieur,
a guéri les *croups*, contre lesquels il a été employé
jusqu'ici.

Son action, contre cette maladie, sera d'autant
plus assurée, qu'au moyen du pulvérisateur on
pourra le faire arriver directement sur les organes
malades.

7° *Le perchlorure de fer dilué* guérit diverses affections des organes de la phonation et de la respiration, contre lesquelles d'autres médications
avaient été stériles (aphonie, enrouement chronique).

8° *Le perchlorure de fer dilué* agit avec succès
dans la plupart des angines, qu'elles soient simples
ou accompagnées de plaques herpétiques ou aph-
theuses.

9° Dans toutes les formes d'angine où l'emploi
du perchlorure de fer est indiqué, la préférence doit
être donnée au *perchlorure dilué.*

STRASSBOURG, TYPOGRAPHIE DE G. SILBERMANN.

www.ingramcontent.com/pod-product-compliance
Ingram Content Group UK Ltd.
Pitfield, Milton Keynes, MK11 3LW, UK
UKHW022038170726
13837UKWH00002B/676